C000155949

133

Anaesthesiologi
Anaesthesiology
and Intensive Care Medicine

Herausgeber:
H. Bergmann · Linz (Schriftleiter)
J. B. Brückner · Berlin   R. Frey · Mainz
M. Gemperle · Genève   W. F. Henschel · Bremen
O. Mayrhofer · Wien   K. Peter · München

Lormetazepam

Experimentelle und klinische Erfahrungen
mit einem neuen Benzodiazepin
zur oralen und intravenösen Anwendung

Herausgegeben
von A. Doenicke und H. Ott

Mit 98 Abbildungen und 14 Tabellen

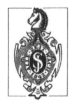

Springer-Verlag
Berlin Heidelberg New York 1980

Prof. Dr. med. Alfred Doenicke
Chirurgische Poliklinik d. Univ. München
Abteilung für Anaesthesiologie
Pettenkoferstr. 8a
8000 München 2

Dr. phil. Helmut Ott
Schering AG
Dept. f. Klin. Neuropsychopharmakologie
Sektion Psychometrie
Müllerstr. 170–178
1000 Berlin 65

ISBN-13: 978-3-540-10387-5   e-ISBN-13: 978-3-642-67837-0
DOI: 10.1007/978-3-642-67837-0

CIP-Kurztitelaufnahme der Deutschen Bibliothek

Lormetazepam / hrsg. von A. Doenicke und H. Ott.
- Berlin, Heidelberg, New York : Springer, 1980.
  (Anaesthesiologie und Intensivmedizin ; 133)
NE: Doenicke, Alfred [Hrsg.]

Gestaltung: Werbestudio Schering AG, Berlin
Satz: Intype, Berlin
Druck und Bindearbeiten: Offsetdruckerei Julius Beltz KG, Hemsbach
2127/3321-543210

Inhalt

Verzeichnis der Referenten und Diskussionsteilnehmer

Priv. Doz. Dr. med. H. Bauer
Chirurg. Poliklinik d. Univ. München
Pettenkoferstr. 8
8000 München 2

Prof. Dr. med. A. Doenicke
Chirurg. Poliklinik d. Univ. München
Abteilung für Anaesthesiologie
Pettenkoferstr. 8a
8000 München 2

Dr. med. E. Göb
Deutsches Herzzentrum
Lazarettstr.
8000 München

Dr. med. B. Grote
Steffenstr. 43
4000 Düsseldorf 4

Prof. Dr. med. G. Haldemann
Kantonsspital
Aarau/ Schweiz

Fr. Dr. med. G. Harlass
Chirurg. Poliklinik d. Univ. München
Abteilung für Anaesthesiologie
Pettenkoferstr. 8a
8000 München 2

Prof. Dr. med. G. Hempelmann
Institut für Anaesthesiologie der Univ.
Gießen
6300 Gießen

Prof. Dr. med. W.M. Herrmann
Institut für Arzneimittel des Bundesgesundheitsamtes
Stauffenbergstr. 13
1000 Berlin 30

Prof. Dr. med. D. Kettler
Institut für Anaesthesie an der Chirurg.
Klinik der Univ. Göttingen
3400 Göttingen

Prof. Dr. med. J. Kilian
Dept. f. Anaesthesiologie der Univ. Ulm
7900 Ulm

Fr. Dr. med. M. Koch
Chirurg. Poliklinik d. Univ. München
Abteilung für Anaesthesiologie
Pettenkoferstr. 8a
8000 München 2

Prof. Dr. med. St. Kubicki
Abt. für Klin. Neurophysiologie
Klinikum Charlottenburg
Spandauer Damm 130
1000 Berlin 19

Prof. Dr. med. J. Kugler
Psychiatrische Klinik
Nußbaumstr. 7
8000 München 2

Prof. Dr. med. H. Nolte
Chefarzt d. Anaesthesie
Kreiskrankenhaus
4950 Minden/Westf.

Dr. phil. H. Ott
Schering AG
Dept. f. Klin. Neuropsychopharmakologie, Sekt. Psychometrie
Müllerstr. 170-178
1000 Berlin 65

G. Paschelke
Schering AG
Dept. f. Neuropsychopharmakologie
Müllerstr. 170-178
1000 Berlin 65

H. Suttmann
Chirurg. Poliklinik d. Univ. München
Abteilung für Anaesthesiologie
Pettenkoferstr. 8a
8000 München 2

Begrüßungen

Begrüßung durch Herrn Dekan Prof. Dr. D. Kettler

Liebe Kolleginnen, liebe Kollegen! Als Herr Doenicke mich vor vier Wochen mit der Mitteilung anrief, in Einbeck fände ein Anaesthesie-Symposium statt — mit dem Thema „balanced anaesthesia" — hatte ich als Anaesthesist zunächst den Verdacht, es handle sich um eine mit dem Namen Einbeck verbundene „balanced anaesthesia", wobei ich an Hopfen, Alkohol, Braugerste usw. dachte. Ich hatte wirklich nicht vermutet, daß hier ernsthaft um wissenschaftliche Erkenntnisse gerungen werden sollte.

Ich darf jedoch so viel sagen, daß Einbeck im Einzugsbereich der altehrwürdigen Hochschule Göttingen und nicht mehr im Einzugsbereich der relativ jungen Gründung, der Medizinischen Hochschule Hannover, liegt, so daß, akademisch gesehen, alle wissenschaftlichen Aktivitäten in dieser Region in unserer Hand liegen. Es möge mir also der Hausherr, dem dies hier untersteht, nicht verübeln, daß ich ein bißchen Lokalpatriot bin und stolz sein kann, daß die Münchner nach Einbeck gekommen sind, um hier zu tagen.

Ich hoffe, daß wir einige sehr angenehme Stunden verbringen werden, und möchte abschließend in unserer aller Namen Alfred Doenicke für seine zahllosen, immer sehr gut untersuchten Innovationen danken. Er ist ja einer der Hauptinnovatoren, wenn es in diesem Lande um neue Medikamente geht.

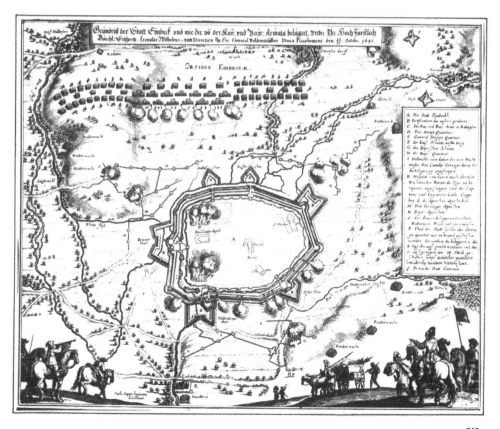

Begrüßung durch Bürgermeister Dr. H. Voges

Sehr verehrte Anaesthesisten! Als Bürgermeister der alten Hanse- und Bierstadt heiße ich Sie in unserem historischen Braukeller recht herzlich willkommen. Ich gehe sicher nicht fehl in der Annahme, daß die Wahl unserer schönen Fachwerkstadt als Tagungsort von Herrn Prof. Dr. Alfred Doenicke stark beeinflußt wurde.

Mit Herrn Doenicke verbindet mich eine alte persönliche und dazu eine gemeinsame Freundschaft mit dem Maler Cestnik, dessen Oeuvre-Katalog Herr Doenicke aufgestellt hat.

Es ist für diese historisch gewachsenen Kleinstädte bezeichnend, daß Familienzusammenhänge noch im öffentlichen Bewußtsein lebendig sind. Bis ins 20. Jahrhundert hinein waren die Einbecker Nachbarschaftsfeste berühmt. Das sind Feste der Feuerwehrgemeinschaften der Stadtteile, die einmal im Jahr nach festen Bräuchen gemeinsam feierten. Wer nicht kam, mußte bezahlen, und wer beides nicht tat, wurde auf einer Bahre geholt, die sich heute im städtischen Museum befindet, mit dem plattdeutschen Spruch darauf: wer nich kümmt und nich betalt, de wird up düsse Bahren halt.

Einbeck lebt bewußt mit seiner Geschichte und seiner Gegenwart und versucht, seine Schönheit zu erhalten. Wenn ein Baum gefällt werden soll, so bedarf es eines Ratsbeschlusses und für einen gefällten Baum müssen zwei neue gepflanzt werden.

Bei der starken Industrialisierung unserer Stadt ist es außerordentlich schwierig, die 130 Fachwerkhäuser zu erhalten, die das Gesicht Einbecks bestimmen. Der Rat ist bemüht, diese Schönheit zu bewahren und gibt hohe Zuschüsse zur Freilegung der Ornamentfassaden und der Bemalung. Die Schnitzereien und Spruchbänder aus dem 16. Jahrhundert sind denen anderer süddeutscher Städte ebenbürtig. Jedes Jahr kommen unter dem Putz, dem Feuerschutz früherer Jahrhunderte, neue Kostbarkeiten zutage. Wenn Sie morgen die Stadtführung mitmachen, können sie eine Fülle von Ornamenten und geschnitzten Köpfen auftauchen sehen. Die freigelegten Kostbarkeiten eines Hauses in einer Fachwerkreihe sind so schön, daß sich die Nachbarhäuser spontan entschließen, ihren Putz abzuschlagen. Sie können sich vorstellen, mit welcher zitternden Erwartung die Heimatfreunde diesen Offenlegungen entgegensehen.

Auf Ihrer Einladungskarte haben Sie mit der Darstellung der Belagerung Einbecks im 30jährigen Krieg durch Piccolomini einen hochinteressanten Grundriß der Stadt von 1641 gewählt, der in dieser Form heute noch abgeschritten werden kann. Wall und Stadtmauer sind im Süden und Westen sogar noch erhalten. Einbeck wurde damals zweimal eingenommen: 1641 von Piccolomini und 1632 von Pappenheim. Letzterer wurde am Klapperturm, der heute noch als Rest der mittelalterlichen Außenbefestigung steht, beim Rekognoszieren durch eine Einbecker Kanonenkugel vom Pferde geworfen, als dieses beim Einschlag scheute. Er schwor in der Art der damaligen Feldherren, und wir kennen ja unsere Pappenheimer, Einbeck dem Erdboden gleichzumachen. Bei der Übergabe soll eine Delegation Einbecker Jungfrauen den Feldherren weicher gestimmt haben, so daß er es bei einer hohen Kontribution bewenden ließ, woraus er persönlich sicherlich größeren Nutzen zog.

Unsere Durchhaltehistoriker beklagen immer, daß Einbeck eine Tradition habe, sich frühzeitig zu ergeben, dann nämlich, wenn die Stadt anfing zu brennen. Sie meinen, man hätte lieber etwas später einen Trümmerhaufen übergeben sollen. Das Übergeben der unversehrten Stadt erfolgte im Jahre

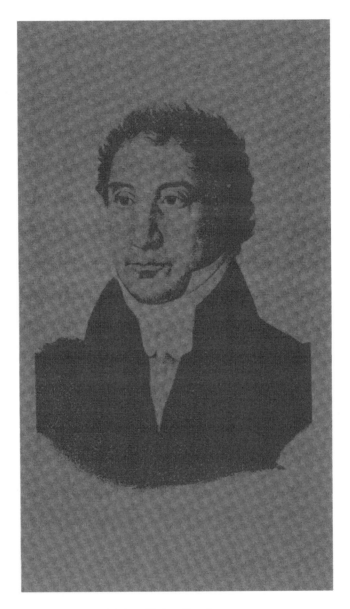

Friedrich-Wilhelm Sertürner

1632 bei den Kaiserlichen ebenso 1641 bei den Bayern und 1757 im Siebenjährigen Krieg bei den Franzosen und dann wieder 1945, als Einbecker Bürger die weiße Fahne den Amerikanern entgegentrugen, kaum daß die ersten Granaten ins Dach der Münsterkirche einschlugen. Wir jedenfalls verdanken diesen vernünftigen Bürgern die Erhaltung des Fachwerk-Einbeck; das älteste Bürgerhaus stammt aus dem Jahre 1541 und die Kirche aus dem 13. Jahrhundert.

Einbeck lebt aber nicht in der Vergangenheit, sondern wird in der Zukunft eine erhebliche Aufwertung erfahren durch die Errichtung des 240 ha großen Einbecker Sees, zu dem am Wochenende 30.000 Besucher erwartet werden und wohin ich die Wassersportler unter Ihnen schon jetzt zur internationalen Segelregatta 1985 einlade.

Von Ihrem historischen Vorgänger Dr. Eisenbart kann ich Ihnen leider nichts berichten, er lebte in unserer Nachbarstadt Hannoversch-Münden. Ich habe mich bei dem berühmten Medicus immer gewundert, warum er die Anaesthesie nicht mit Einbecker Bier vorgenommen hat, statt mit den groben Methoden, die die Legende überliefert.

Wir haben aber wohl einen Einbecker Bürger, der mit der Anaesthesie engstens verbunden ist und dessen Name Straße, Apotheke, Denkmal und Grabstätte zieren. Es ist Friedrich-Wilhelm Sertürner, der Entdecker des Morphiums und der Begründer der Alkaloid-Chemie, der von 1806 bis 1820 in Einbeck wirkte und hier begraben wurde. Lassen Sie sich bei der Stadtführung die Sertürner Kapelle zeigen, in der hervorragende Fresken aus dem 15. Jahrhundert entdeckt worden sind.

Um Sertürner ranken sich viele Legenden. Hervorzuheben ist, daß er dank der Gewerbefreiheit des Code Napoleon 1809 in Einbeck eine zweite Apotheke eröffnen durfte. Einbeck gehörte damals zum Königreich Westfalen, das unter der Herrschaft Jeromes, dem jüngsten Bruder Napoleons, stand. Die nach Napoleons Sturz wiedereingesetzte hannoversche Landesregierung schloß ihm jedoch 1817 nach langem Streit seine Apotheke, so daß Sertürner es vorzog, nach Hameln umzusiedeln. Bürgermeister und Magistrat der Stadt setzten sich sehr energisch für ihn ein; dennoch fiel er einer Intrige zum Opfer. Es ist nun hochinteressant zu verfolgen, wie solch eine Intrige damals — wie heute — ablief.

Der Stadtrat Schwarz schrieb einen persönlichen Brief an den Leibmedicus des Königs.

„Er (Sertürner) hat nämlich seit einigen Jahren die unglückliche Idee gefaßt, daß er ein großer Gelehrter sey oder als solcher wenigstens vor den Augen der Welt erscheinen wolle. Um dies vorzüglich dem Layen weiß zu machen, predigt er ihnen mit einem Schwall hochtrabender Worte seine Gelehrsamkeit, welche sie anstaunen, ohne etwas davon zu verstehen; indessen ist er still, sobald ein Kunstverständiger dabei ist. Ferner hat er, damit auch die Welt ihn für einen großen Gelehrten und für einen lumen mundi halten möge, es ausgebreitet, daß er in den letzten Jahren die wichtigsten Entdeckungen gemacht habe, welche allen Gelehrten Europas entgangen sind. Folgendes hat er mir selbst erzählt: 1. Bleiweiß ohne Kosten zu machen, indem das Residuum die Kosten hinlänglich ersetze! Ich konnte meine Bewunderung nicht verhehlen, wie er bey einer so einträglichen Erfindung noch Lust haben könne, Apotheker hier seyn zu wollen. 2. Die Kraft der Feuergewehre, ohne Pulver zu nehmen, um das vierfache zu verstärken! Ich wünschte ihm Glück dazu. 3. Den gänzlichen Umsturz der Systeme der Chemie mit der Bemerkung, daß ihm für seine Manuscripte bereits 4000 Thaler geboten wären! — Ich empfehle zuzuschlagen. 4. Mit einem Drittel des jetzigen Holzbedarfs das Salz auf den Salinen zu kochen! Es ist sonderbar, daß von allen diesen Dingen nichts weiter bekannt geworden ist ... Aus demselben Grunde hat er sich kürzlich den Titel eines Dr. phil. von Erlangen kommen lassen. Jedoch mag er in Gottes Namen der große Gelehrte seyn, wofür er gerne gehalten sein will, oder was noch schlimmer ist, mag er es sich einbilden. − Ich will es ihm nicht streitig machen, alleine, daß er seit der Zeit seine Apotheken-Geschäfte ganz vernachlässigt und sich um seine Apotheke gar nicht mehr kümmert, sondern lediglich seinen Leuten überlassen hat, daß seit der Zeit die größte Unordnung darin geherrscht hat, und die gefährlichsten Dinge auf seiner Apotheke passiert sind, ist die reine Wahrheit, wie ich auf meinen Diensteid beteuern kann, daher auch und weil er von seinem gelehrten Wahn nicht zu heilen ist ... halte ich es für höchstgefährlich ... wenn dieser Mann − ich denke innerlich mit Schaudern daran − welcher zu einem praktischen Apotheker gänzlich verdorben ist, als Administrator oder Pächter der hiesigen Rats-Apotheke bleiben soll."

Sertürner fand im seit altersher als schmerzstillendem Mittel verordneten Opiumsaft einen alkalischen Stoff, in dem er mit intuitivem Blick die wirksamen Bestandteile des Opiums erkannte. Ein Hund versank nach der Injektion des gefundenen Mittels in Schlaf, der jedoch ausblieb, wenn aus dem Opiumextrakt der betreffende Bestandteil entfernt worden war.

Sertürner hatte damit der Menschheit ein Geschenk gegeben, das bisher unstillbare Schmerzen zu lindern vermag.

Diese Entdeckung stellt Sertürner an den Anfang von Entwicklungen im Gebiet der Chemie, der Pharmazie und der Medizin, die für seine Epoche etwa von gleicher Bedeutung waren, wie für unsere Zeit die Entdeckung des Penicillins

in biologisch-chemischer wie in therapeutischer Hinsicht. Wenn Sertürner als erster aus dem Opium das Morphium in reinem Zustand gewann, so hat er damit nicht − wie viele vor ihm − nur einen bis dahin unbekannten Pflanzeninhaltsstoff isoliert. Die Bedeutung liegt vielmehr in seiner klaren Erkenntnis, daß es sich bei dem von ihm gefundenen Stoff chemisch um den Repräsentanten einer völlig neuen Klasse von Verbindungen handelt.

Sertürners sich in weitestem Ausmaß als fruchtbar erweisende Entdeckung steht damit chemisch am Anfang der Alkaloidchemie. Sie leitet therapeutisch die Anwendung der Narkotika ein, deren ununterbrochene Entwicklungslinie vom Morphium Sertürners zu den modernen synthetischen Verbindungen unserer Zeit führt.

Mit dieser Entdeckung stieß Sertürner geistig über seinen eigentlichen Beruf hinaus in die Gefilde kreativer Wissenschaftlichkeit vor. Von bemerkenswert methodischem Weitblick zeugt die Beschreibung der Einbecker Experimente dieses Autodidakten ohne Universitätsstudium:

„Um meine früheren Versuche streng zu prüfen, bewog ich drei Personen, von denen keine über 17 Jahre alt war, zugleich mit mir Morphium einzunehmen. Gewarnt durch die damaligen Wirkungen, gab ich einem jeden nur ein halbes Gran in einer halben Drachme Alkohol aufgelöst und mit einigen Unzen destilliertem Wasser verdünnt. Eine allgemeine Röte, welche sogar in den Augen sichtbar war, überzog das Gesicht, vorzüglich die Wangen, und die Lebenstätigkeit schien im allgemeinen gesteigert. Ohne daß wir den vielleicht schon sehr üblen Erfolg abwarteten, wurde von uns nach einer viertel Stunde noch ein halbes Gran Morphium, als grobes Pulver, unaufgelöst mit 10 Tropfen Alkohol und einer halben Unze Wasser verschluckt. Der Erfolg war bei den drei jungen Männern schnell und im höchsten Grade entschieden. Er zeigte sich durch Schmerzen der Magengegend, Ermattung und starke an Ohnmacht grenzende Betäubung." Soweit dieser Bericht.

Sertürner wollte mit der Bestätigung seiner früheren Versuche auch dem Prioritätsstreit begegnen, der um seine Entdeckung entstanden war. Der französische Apotheker Derosne hatte sich ebenfalls mit dem Opium beschäftigt, doch war ihm nicht die Isolierung des reinen Morphiums gelungen. Immerhin wurde Sertürner durch dessen Veröffentlichung gezwungen, erneut zu seiner Entdeckung Stellung zu nehmen. Er tat das hier in Einbeck im Jahre 1817 mit seiner berühmten Arbeit „Über das Morphium", die im gleichen Jahr in Gilberts „Annalen der Physik" erschien. Darin nennt Sertürner den von ihm freigelegten Stoff erstmals „Morphium", benannt nach Morpheus, dem Gott des Schlafes.

Diese Arbeit machte schließlich die wissenschaftliche Welt auf den Einbecker Apotheker aufmerksam und brachte ihm die längst verdiente Anerkennung seiner Entdeckung. Als erster würdigte der berühmte französische Physiker Gay-Lussac die Bedeutung der Sertürnerschen Entdeckung. In Deutschland aber war es kein geringerer als Goethe, der Sertürners Leistung erkannte und den Entdecker zum auswärtigen Mitglied der „Sozietät für die gesamte Mineralogie" in Jena, deren Vorsitzender er war, ernennen ließ. Im gleichen Jahre 1817 wurde Sertürner auch die Doktorwürde der Universität Jena verliehen. Im Laufe der Jahre erhielt er zahlreiche weitere in- und ausländische Ehrungen.

Sertürners Morphium-Entdeckung hatte seit 1817 nicht nur die Anerkennung der Fachwelt erworben, auch ihre praktische Anwendung setzte sich jetzt immer mehr durch, besonders, als es gelang, das Morphium in großen Mengen herzustellen. Wieder war es ein Apotheker — nämlich Heinrich Merck —, der im Jahre 1828 in seinem Laboratorium in der Engel-Apotheke zu Darmstadt, erstmals das Morphium und andere Alkaloide des Opiumsaftes im großen Stil zu erzeugen vermochte. Neben der sich immer mehr durchsetzenden Anwendung in der ärztlichen Praxis wurde das Morphium erstmals im Kriege 1870/71 in größerem Umfang benutzt.

Es bleibt das Erstaunliche an Friedrich Wilhelm Sertürner, daß sich sein Schaffen nicht auf diese eine Leistung, die allein schon ihm ein ehrendes und dauerndes Andenken sichert, beschränkt hat. Vielmehr versuchte sein ruheloser Geist, immer wieder in neue Gefilde der Naturwissenschaft vorzudringen. So befaßte er sich hier in Einbeck auch mit dem Galvanismus. Wichtig ist dabei die von ihm erstmalig gemachte Feststellung, daß die Ätzalkalien eine Verbindung eines Metalls mit Sauerstoff seien. Diese richtige Beobachtung sichert Sertürner im Verein mit der Morphium-Entdeckung einen dauernden Platz unter den bedeutenden Chemikern des beginnenden 19. Jahrhunderts. Die darüber zur Veröffentlichung eingereichte Arbeit wurde von Gehlen, dem Schriftleiter des „Journals der Chemie" abgewiesen. Dies war wohl in zweifacher Hinsicht ein Mißgriff. Denn Sertürners Beobachtungen waren richtig und wurden kurze Zeit darauf von dem Engländer Davy bestätigt und der Welt bekannt gegeben.

„Über die Verwandlung einiger Körper durch Alkalien", „Über die wirksamen Stoffe verschiedener Arzneimittel des Tier- und Pflanzenreiches", „Über das wirksame Prinzip der Chinarinde", „Über die tierische Kohle" — das waren die nächsten Arbeiten Sertürners, den es ruhelos von der Arbeit in der Apotheke in das Laboratorium, vom Laboratorium an den Schreibtisch und von dort wieder in die Apotheke trieb. Unermüdlich arbeitete Sertürner, und wenn es nicht pharmazeutische Fragen waren, die ihn beschäftigten, so bemühte er sich um die Verbesserung der Geschütze und Geschosse.

Er zeigte noch einmal, als 1831 die Cholera nach Europa eingeschleppt wurde, daß er ein großer, selbständiger Geist war, der eigene, der Forschung richtungsweisende Wege ging. Sertürner erkannte die Europa drohende Gefahr und verfaßte zwei Schriften, die er auf eigene Kosten drucken ließ. Darin hat er sich mit dem Wesen, dem Erreger und mit der Abwehr der Cholera befaßt. Wenn man bedenkt, wie unsicher und wie auseinandergehend damals und auch später noch die Meinungen über die Entstehung der Cholera waren, erscheint Sertürners Vorausblick noch weit bewundernswerter; denn er sah in dem Erreger der Cholera, wie er damals schrieb, „ein giftiges, belebtes, also sich selbst fortpflanzendes oder erzeugendes Wesen". So schrieb der Apotheker zu dieser Zeit in Hameln, ein halbes Jahrhundert vor Robert Koch. Als auch Sertürners Lehre von der Entstehung der Cholera trotz ihrer Richtigkeit abgelehnt wurde, verdüsterte sich sein Gemüt immer mehr.

Es ging ihm wie vielen großen Erfindern: erst spätere Generationen konnten seine Größe erkennen. Wenn man bedenkt, daß in England die Anwendung von Morphium aus religiösen Gründen verboten war, nach dem Motto: Gott hat den Schmerz gewollt, da kann ihn der Mensch nicht abschaffen, bis Königin Victoria operiert werden mußte und eine Betäubung bekam, dann wird deutlich, welch weiten Weg wir zurückgelegt haben.

Ihr Kollege Gerhard Uhlenbruck hat in seiner Aphorismensammlung außer dem schönen Ärztespruch: In dubio pro spe – gesagt: Manche Leute kann man nicht auf den Arm nehmen, weil man sie sonst fallen ließe.

Ich habe mir aber sagen lassen, daß Sie einen Sinn für Humor besitzen. Daher möchte ich schließen mit der Bemerkung, wie sich einem Laien das Hauptthema Ihrer Tagung darstellt:

Die Anaesthesie-Abteilung der chirurgischen Poliklinik München untersucht in Einbeck die unterschiedliche Wirkungsweise von

„Trazepam" und „Tazepam".

Bei der Suche nach dem verschwundenen R wünsche ich Ihnen viel Vergnügen!

Danksagung

Dieser Workshop und dieses Buch verdanken ihr Gelingen nicht nur dem Geist von Einbeck, sondern auch dem großen Einsatz von engagierten Mitarbeitern. Insbesondere möchten wir Fr. R. Beach-Bischoff, M.S., Herrn B. Gehlhar, Frau C. Hemmerling, Herrn W. Miethke, Frau E. Reichert, Herrn D.E. Rosenow, Herrn F. Schneider, Frau B. Schwarz und Herrn K. Stephan unseren Dank aussprechen.

Den Herren Professoren E. Gerhards und G. Laudahn, Schering AG, gilt unser Dank für tatkräftige Förderung und Unterstützung ebenso, wie dem Springer Verlag und den Herren Direktoren K.-E. Lenz und W. Schurig der Brauhaus AG, Einbeck.

München und Berlin, im Mai 1980

A. Doenicke, H. Ott

Einführung in die Thematik durch Prof. Dr. A. Doenicke

Wenn wir heute das neue Benzodiazepin „Lormetazepam" vorstellen, so soll gemeinsam mit den geladenen Gästen, die über eine große Erfahrung mit Benzodiazepinen verfügen, Wert und Abgrenzung zu anderen für die Anaesthesisten im Augenblick wichtigen Benzodiazepinen vorgenommen werden.

Nach tierexperimentellen Untersuchungen der Arbeitsgruppe Stumpf (Wien) besitzen die zentral dämpfend-wirkenden Pharmaka wie Diazepam − Flunitrazepam in Kombination mit Lachgas supraadditive Eigenschaften.

Es ist ernsthaft zu erwägen, ob nicht die Kombination Benzodiazepin/Lachgas mit geringer Fentanyldosis die Herz-, Kreislauf-, Leber- und Nierenfunktion weniger belasten und eine schonendere Anaesthesie darstellen als die sog. Balance-Anaesthesie „Barbiturat/Halothan/Lachgas" und somit die Inhalationsanaesthetika wie Halothan und Enfluran überflüssig machen.

Das Problem immunsuppressorischer Eigenschaften der potenten Inhalationsanaesthetika ist zu diskutieren und wird von vielen Kollegen ernsthaft in die Wirkung bzw. in die Nebenwirkungen von Pharmaka einbezogen.

In den einleitenden Referaten der Herren Paschelke und Ott werden wir hören, daß Lormetazepam zuerst als orales Benzodiazepin konzipiert wurde und auch heute noch bei vielen Überlegungen des Herstellers Schering eine größere Rolle spielt als die parenterale Form.

In unserer Diskussion sind diese Gedanken zu berücksichtigen, denn der Kliniker sollte durchaus seine Wünsche, wenn sie berechtigt sind, gegenüber dem Hersteller deutlich vertreten. Wir finden z.B. für die Belange der Anaesthesie ein gutes i.v.-Benzodiazepin nützlich, und so ist auch zu verstehen, daß auf dem kommenden Weltanaesthesie-Kongreß in Hamburg 1980 den Psychopharmaka ein extra Panel eingeräumt werden wird. Auf die Problematik der Galenik dieser Stoffgruppe ist sicher einzugehen.

Einen breiten Raum wird die zentrale Wirkung der Benzodiazepine auf das ZNS einnehmen. Hier sind Wechselwirkungen mit Lachgas, DHB, Fentanyl und Etomidat zu besprechen.

Ergebnisse, die evtl. für die tägliche Praxis von Bedeutung sein können und aus denen Konsequenzen zu ziehen sind, werden in dem Abschnitt über Blutgase diskutiert. Mit den Prämedikationsstudien ist ein Übergang zur Klinik hergestellt.

In dem Workshop über eine neue Substanz darf natürlich die Frage der Histaminfreisetzung nicht ungeklärt bleiben.

Von jeher haben wir immer wieder die Verbindung und den Erfahrungsaustausch klinisch experimenteller Studien im Labor mit klinischen Erfahrungen am Patienten angestrebt. Diese Erkenntnisse werden ebenfalls diskutiert.

1 Die Entwicklung von Lormetazepam aus pharmakologisch-toxikologischer Sicht

Paschelke, G.

Einführung

Lormetazepam* ist chemisch ein 1,4-Benzodiazepin, das eine neuartige Kombination bestimmter, im einzelnen von anderen Vertretern der Stoffklasse bekannter Strukturelemente aufweist (Abb. 1a).

Abb. 1a

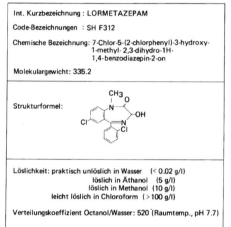

Int. Kurzbezeichnung : LORMETAZEPAM

Code-Bezeichnungen : SH F312

Chemische Bezeichnung: 7-Chlor-5-(2-chlorphenyl)-3-hydroxy-1-methyl-2,3-dihydro-1H-1,4-benzodiazepin-2-on

Molekulargewicht: 335.2

Strukturformel:

Löslichkeit: praktisch unlöslich in Wasser (< 0.02 g/l)
löslich in Äthanol (5 g/l)
löslich in Methanol (10 g/l)
leicht löslich in Chloroform (> 100 g/l)

Verteilungskoeffizient Octanol/Wasser: 520 (Raumtemp., pH 7.7)

Es handelt sich hierbei um die funktionellen Gruppen in den Positionen 1, 3, 7 des Benzodiazepingerüsts sowie den Substituenten in Position 2' des 5-Phenylrings (Abb. 1b). Außer in Position 7, wo die meisten Benzodiazepine ein Chlor-Atom tragen, findet sich bei Lormetazepam wie bei Lorazepam auch in Position 2' ein Chlor-Substituent. Alle hochaktiven 5-Phenyl-1,4-Benzodiazepine weisen in dieser Stellung ein Halogen-Atom auf.

In Position 1 trägt Lormetazepam eine Methyl-Funktion, die auch bei Diazepam und Flunitrazepam zu finden ist.

* WHO-Kurzbezeichnung des Wirkstoffes von Noctamid® (Schering)

Dieser Substituent macht Lormetazepam noch unpolarer als das seinerseits bereits schlecht wasserlösliche Lorazepam, was sich hinsichtlich der Membrangängigkeit bzw. der Wirksamkeit und Wirkeintrittsgeschwindigkeit als günstig erweist.

Die wichtigste funktionelle Gruppe stellt die Hydroxyl-Funktion in Position 3 dar, die Lormetazepam mit Lorazepam und dem schwächer wirksamen Oxazepam gemein hat. Da beim Menschen alle 1,4-Benzodiazepine zum Abschluß ihrer Biotransformation durch Hydroxylierung in dieser Position mit anschließender Bildung harngängiger Konjugate inaktiviert werden, liegen die 3-Hydroxy-1,4-Benzodiazepine bereits in der terminalen und damit umgehend inaktivierbaren Konfiguration vor. Lormetazepam läßt schon aus Gründen der vergleichenden Struktur-Wirkungs-Betrachtung pharmakologische und kinetische Vorteile gegenüber bekannten Benzodiazepinen erwarten.

Vor dem Hintergrund der in der Literatur umfassend beschriebenen Pharmakologie der Benzodiazepine und der prinzipiell bekannten Strukturmerkmale von Lormetazepam konnte von

Abb. 1b

Strukturmerkmale einiger 1,4-Benzodiazepin-2-one

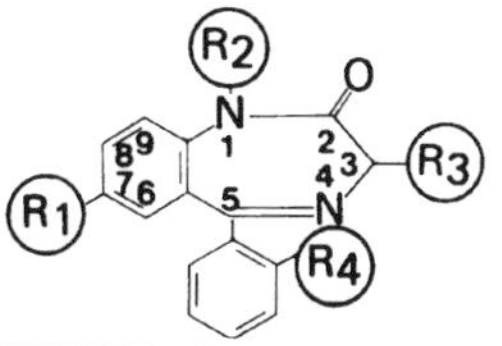

Wirkstoff	R_1	R_2	R_3	R_4
Diazepam	Cl	CH_3		
Oxazepam	Cl		OH	
Lorazepam	Cl		OH	Cl
Lormetazepam	Cl	CH_3	OH	Cl
Flurazepam	Cl	$CH_2-CH_2-N\begin{smallmatrix}CH_2-CH_3\\CH_2-CH_3\end{smallmatrix}$		F
Nitrazepam	NO_2			
Flunitrazepam	NO_2	CH_3		F
Clonazepam	NO_2			Cl

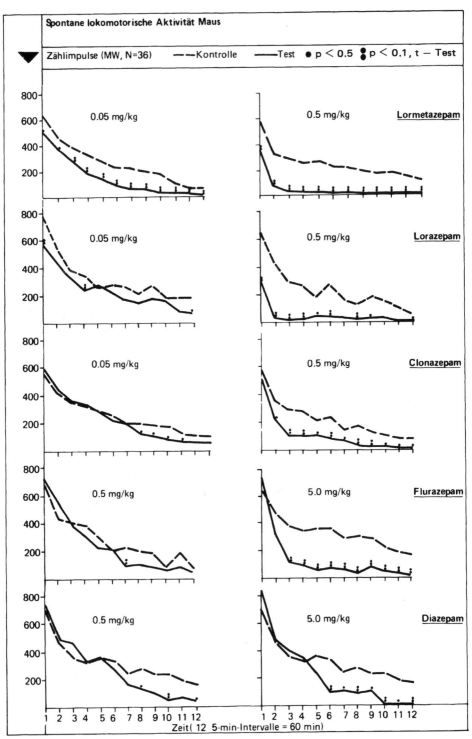

Abb. 2

1.2

einer ausführlichen Analyse der pharmakologischen Wirkungseigenschaften der Substanz beim Tier abgesehen werden. Hier kam es in erster Linie darauf an, die relative Wirksamkeit der neuen Verbindung gegenüber strukturnahen Referenzsubstanzen in einer Reihe von Testmodellen zu bestimmen, die sich zur Darstellung der bekannten sedativ-hypnotischen, muskelrelaxierenden, krampfhemmenden und anxiolytischen Eigenschaften der Benzodiazepine eignen. Hinsichtlich der systemischen Verträglichkeit, der Pharmakokinetik und der Biotransformation wurde Lormetazepam auch beim Tier sehr eingehend untersucht.

Der nachstehende Beitrag soll einen kurzgefaßten Überblick geben über die Pharmakologie und die Toxikologie von Lormetazepam beim Versuchstier sowie über die Pharmakokinetik und Biotransformation der Substanz beim Tier und beim Menschen. Die für diese Zusammenstellung von den einzelnen Fachabteilungen der Schering-Pharmaforschungslaboratorien dankenswerterweise zur Verfügung gestellten Untersuchungsberichte sind im Anhang aufgeführt.

Spezielle Pharmakologie

Die sedativ-hypnotische und narkotische Wirkung von Lormetazepam wurde an Ratten und Mäusen untersucht (12). Bei Mäusen fand sich im Lichtschrankenkäfig bereits unter der Wirkung von 50 μg/kg Lormetazepam p.o. eine Herabsetzung der Spontanmotilität (Abb. 2). Unter dieser niedrigen Dosierung wurden sämtliche Anteile der den zeitlichen Verlauf der Exploration der neuen Umgebung markierenden Aktivitätskurve um etwa den gleichen Betrag gedämpft. Lorazepam und Clonazepam waren in gleicher Dosis noch nicht sicher wirksam. Unter zehnfach höherer Dosierung kam es zu einer schnell einsetzenden Aktivitätshemmung, die stärker ausgeprägt erschien

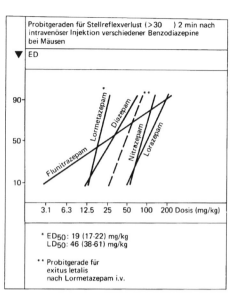

Abb. 3

als unter der Wirkung gleicher Dosierungen der genannten Referenzsubstanzen. Flurazepam und Diazepam waren erst in erneut zehnfach höherer Dosierung annähernd äquieffektiv.

Zur Darstellung stärkerer Ausprägungsgrade des dosisabhängigen sedativ-hypnotischen bis narkotischen Wirkungskontinuums der Benzodiazepine wurde Lormetazepam im Vergleich mit verschiedenen Referenzsubstanzen Mäusen intravenös verabreicht. Unter Anwendung eines für i.v.-Anaesthetika üblichen Wirkkriteriums wurden Dosiswirkungskurven für Stellreflexaufhebung bestimmt (Abb. 3). Lormetazepam war etwa fünffach stärker wirksam als die strukturelle Ausgangssubstanz Lorazepam. Die bei i.v.-Verabreichung ermittelte LD 50 von Lormetazepam lag beim Zwei- bis Dreifachen der Effektivdosis zur Aufhebung des Stellreflexes.

Im Gegensatz zu den Verhältnissen bei der Maus war es bei der Ratte ungleich schwieriger, durch Benzodiazepine eine intravenöse Narkose hervorzurufen, sofern das gleiche Wirkkriterium

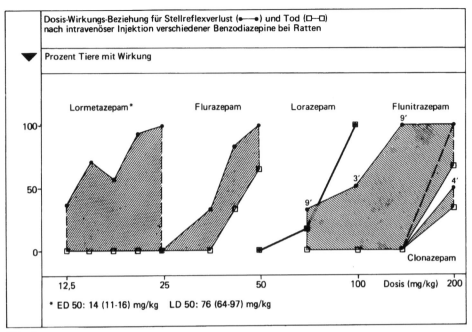

Abb. 4

zugrunde gelegt wurde. Bei dieser Spezies konnte nur mit Lormetazepam eine dosisabhängige, reversible Aufhebung des Stellreflexes induziert werden, wohingegen die Tiere unter den zur Auslösung des gewünschten Effekts erforderlichen Dosierungen von Flurazepam, Lorazepam, Flunitrazepam und Clonazepam die Narkose nicht überlebten (Abb. 4). Für Lormetazepam ergab sich dagegen ein noch etwas größerer Abstand zwischen der Effektiv- und der Letaldosis als bei der Maus.

Bei Anwendung eines weniger harten Wirkkriteriums (Stellreflexverlust ⩽ 10 min p.i.) wurde deutlich, daß im Gegensatz zu Clonazepam mit Flunitrazepam auch bei der Ratte eine reversible Aufhebung des Stellreflexes hervorzurufen ist, die sehr hohe Dosierungen und eine lange Induktionszeit erfordert.

Die Ergebnisse der Narkoseversuche sprechen für die Vermutung, daß die untersuchten Benzodiazepine bei Maus und Ratte unterschiedlich schnell biotransformiert werden. So scheint Lormetazepam in höherem Maße als Lorazepam über ein gutes Penetrationsvermögen zu den zentralen Integrationsfeldern des Stellreflexes zu verfügen. Die Ergebnisse einer Untersuchung der EEG-Aktivität der Ratte unter Lormetazepam und Lorazepam lassen erkennen, daß Lormetazepam zu einer Synchronisation der hirnelektrischen Aktivität insbesondere im Bereich der niederfrequenten Biopotentiale führt, ohne daß es zu der unter Lorazepam beobachteten Betonung höherfrequenter EEG-Anteile kommt (11). Zusammenfassend geht aus diesen Untersuchungen hervor, daß Lormetazepam hinsichtlich der Ausprägung der sedativ-hypnotischen und narkotischen Wirkungskomponente beim Nager der strukturellen Ausgangssubstanz Lorazepam überlegen und den derzeit wirksamsten 1,4-Benzodiazepinen ebenbürtig zu sein scheint.

Die zentral-muskelrelaxierende Wirkung von Lormetazepam wurde an Katzen und Ratten quantifiziert (13). Zunächst wurde die polysynaptische Reflex-Hemmwirkung der Substanz im Ver-

1.4

gleich mit Lorazepam und Diazepam an narkotisierten Katzen untersucht. Lormetazepam hemmte den elektrisch ausgelösten Linguomandibularreflex bei intravenöser Verabreichung im gleichen Dosisbereich wie Diazepam. Lorazepam war schwächer wirksam (Abb. 5).

Während dieses Versuchsergebnis keinen Hinweis auf besonders ausgeprägte muskelrelaxierende Wirksamkeit von Lormetazepam zu geben schien, ließ die Verbindung im Kamintest an Ratten eine deutlich ausgeprägte Hemmwirkung auf die motorische Koordinations- und Leistungsfähigkeit erkennen (Abb. 6). Bei diesem Test werden die Versuchstiere einzeln in eine enge, aufrecht stehende Röhre gebracht, aus der sie sich nur durch Retropulsion gegen die Schwerkraft befreien können. Die Neuartigkeit der Situation wirkt als aversiver Reiz, der den Fluchtversuch veranlaßt: zur erfolgreichen Befreiung innerhalb eines Zeitkriteriums benötigt das Versuchstier eine unbeeinträchtigte motorische Kapazität.

In dieser Situtation erwies sich Lormetazepam neben dem kaum weniger wirksamen Flunitrazepam als die Verbindung mit der stärksten Hemmwirkung. Da das Ergebnis dieses Tests jedoch durch anxiolytische Substanzwirkungen, die die Unannehmlichkeit der Situation herabsetzen, beeinflußt wird, ist die hohe Wirksamkeit der Verbindung nicht unbedingt als Ausdruck einer besonders stark ausgeprägten Beeinträchtigung motorischer und koordinativer Funktionen zu werten.

Auch die krampfhemmende Wirkung von Lormetazepam wurde in mehreren Testmodellen vergleichend quantifiziert (14). Im maximalen Elektroschock-Test wie im 3-Mercaptopropionsäuretest bei Mäusen war Lormetazepam äquipotent mit den wirksamsten Referenzsubstanzen (Tab. 1). In der Rangfolge der Verbindungen mit der geringsten Effektivdosis zur Anhebung der

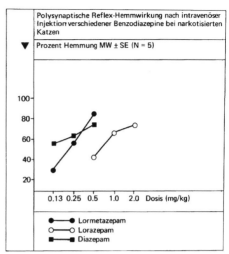

Abb. 5

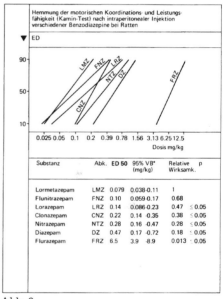

Abb. 6

Prävention tonischer Kämpfe im maximalen Elektroschock-Test nach intraperitonealer Injektion verschiedener Benzodiazepine bei Mäusen				
Substanz	ED 50	95% VB (mg/kg)	Rel.W.	p
Flunitrazepam	0.13	0.01-0.45	2.3	
Clonazepam	0.32	0.19-0.68	1.2	
Lormetazepam	0.39	0.20-0.71	1	
Nitrazepam	0.84	0.07-1.9	0.42	
Diazepam	2.0	1.2 -3.2	0.27	≤ 0.05
Flurazepam	3.9	0.84-6.3	0.13	≤ 0.05

Prävention 3-Mercaptopropionsäure-induzierter Laufanfälle nach intraperitonealer Injektion verschiedener Benzodiazepine bei Mäusen				
Substanz	ED 50	95% VB (mg/kg)	Rel.W.	p
Lormetazepam	0.065	0.035-0.13	1	
Flunitrazepam	0.068	0.038-0.14	0.92	
Clonazepam	0.070	0.024-0.14	1.0	
Lorazepam	0.078	0.050-0.12	0.85	
Flurazepam	1.40	0.54 -3.0	0.047	≤ 0.05

Tab. 1

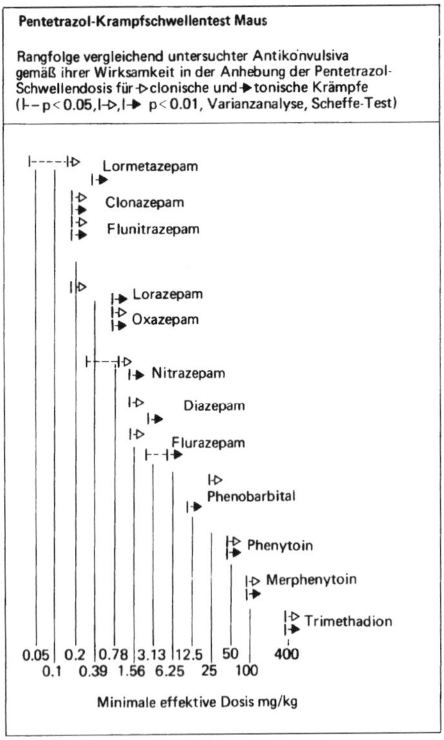

Abb. 7

bis zum Erreichen der Krampfschwelle intravenös zu infundierenden Pentetrazol-Dosis bei Mäusen rangierte Lormetazepam an der Spitze der untersuchten Verbindungen (Abb. 7).

Zusammenfassung

Aus der hier vorgestellten Auswahl tierexperimenteller Untersuchungen zur speziellen Pharmakologie von Lormetazepam geht hervor, daß die Verbindung hinsichtlich der auf verschiedenen Ebenen zentraler Funktionen nachweisbaren, stoffklassenspezifischen inhibitorischen Aktivität zu den wirksamsten Vertretern der 1,4-Benzodiazepine zählt.

Summary

Selected animal studies demonstrating class-specific inhibitory drug actions on distinct levels of central nervous system functions are presented. The results give evidence that lormetazepam is one of the most potent 1,4-benzodiazepines.

Allgemeine Pharmakologie

Zur Ermittlung möglicher Einflüsse auf die Herz-Kreislauf- und Atemregulation wurde Lormetazepam im Vergleich mit Flurazepam und Diazepam an wachen, spontan hypertensiven Ratten sowie an anaesthesierten Kaninchen untersucht (10,5). Die Dosierungen wurden nach Maßgabe der Äquivalenzdosen beim Menschen ausgewählt. Mit Ausnahme einer leichten depressorischen Beeinflussung der Herzfrequenz und des Blutdrucks beim anaesthesierten Kaninchen unter Flurazepam ergaben sich keine prüfstatistisch sicherbaren Einflüsse der Testsubstanzen auf Atmungs- und Kreislaufparameter (Abb. 8,9).

Nach einmaliger wie nach wiederholter Verabreichung von Lormetazepam und von verschiedenen Benzodiazepin-Referenzsubstanzen an wachen Kaninchen in an den Human-Äquivalenzdosen orientierten Dosierungen per os wurde kein Einfluß der Behandlungen auf Pa-

1.6

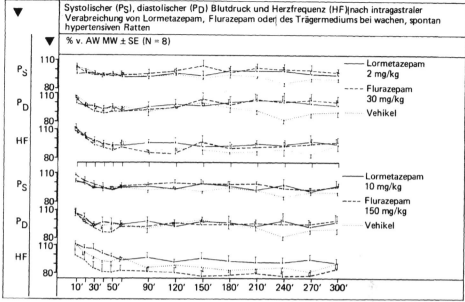

Abb. 8

rameter des Kohlenhydrat- und Eiweiß-stoffwechsels und der Leberfunktion festgestellt (6). In-vitro-Untersuchungen ergaben keine Hinweise auf eine Beeinflussung glattmuskulärer Organe und der Thrombozytenfunktion (5).

Ein beim Kaninchen nicht eindeutig interpretierbarer Anstieg der Serum-Kreatinin-Konzentration wurde auch bei der Ratte beobachtet (7,8). Im Diuresersuch zeigte sich bei dieser Spezies unter Lormetazepam eine kurzfristige Antidiurese und eine vorübergehende Abnahme der Natrium- und Kalium-Elimination, doch war die Bilanz nach 14 Stunden ausgeglichen. Zum Ausschluß einer nachteiligen Wirkung von Lormetazepam auf die Nierenfunktion wurde eine Plazebo-kontrollierte Crossover-Doppelblindstudie an Probanden mit 2 mg Lormetazepam als Abenddosis p.o. durchgeführt, die keinen Einfluß der Behandlung auf die Kreatinin-Clearance ergab (15). Somit kann davon ausgegangen werden, daß Lormetazepam in therapeutischer Dosierung

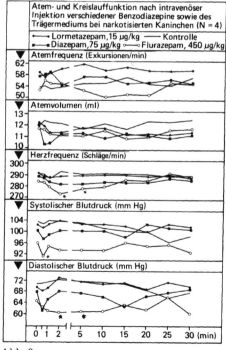

Abb. 9

bei nierengesunden Personen die Nierenfunktion nicht beeinflußt.

Zusammenfassung

Die Ergebnisse der tierexperimentellen Untersuchungen zur allgemeinen Pharmakologie von Lormetazepam stehen in Übereinstimmung mit der allgemeinen klinischen Erfahrung, daß autonome und exkretorische Organfunktionen durch Benzodiazepine in therapeutischer Dosierung nicht beeinflußt werden.

Summary

The results of animal studies to determine general pharmacological effects of lormetazepam are in line with the accepted clinical notion that benzodiazepine drugs in therapeutic dosages do not affect autonomous and excretory functions.

Toxikologie

Die systemische Verträglichkeit von Lormetazepam wurde an Mäusen, Ratten, Kaninchen, Hunden und Affen untersucht (2). Die Grenze der systemischen Verträglichkeit bei einmaliger Verabreichung auf verschiedenen Applikationswegen lag bei Maus, Ratte und Hund bei Dosierungen > 1 g/kg (Tab. 2).

Tab. 2

Lormetazepam: Toxikologie				
Systemische Verträglichkeit bei einmaliger Verabreichung (DL 50)				
Spezies	Sex	Route	DL 50 (95% VB)*** (g/kg)	Anzahl Tiere gestorben/getestet
Maus	F	s.c.	>5.0	1/10
Maus	M	s.c.	5.0	4/10
Maus	F	i.p.	1.5 (1.2-1.7)	
Maus	M	i.p.	2.0 (1.3-2.5)	
Maus	F	i.g.	2.0 (0.9-4.3)	
Maus	M	i.g.	1.4 (1.1-1.8)	
Ratte	F+M	i.p.	>5.0	2/10
Ratte	F+M	i.g.	>5.0	0/10
Hund*	F+M	p.o.	>2.0	0/3
Affe*	M	i.v.	>1 mg/kg**	0/3
*orientierend		** ≙ 5 ml/kg der Ampullenlösung F 312 BB *** Vertrauensbereich		

Die systemische Verträglichkeit der zur Zeit klinisch geprüften Injektionsform konnte aus Gründen der begrenzten Volumenbelastbarkeit beim Affen lediglich bis zum Dreißigfachen der intravenösen Humandosis geprüft werden. Auch hier wurde Lormetazepam ausgezeichnet vertragen.

Aus langfristigen systemischen Verträglichkeitsprüfungen ist abzuleiten, daß bei täglicher Verabreichung von 250 mg/kg per os an Ratte und Hund über ein halbes Jahr die Verträglichkeitsgrenze noch nicht erreicht wurde. Beide Spezies zeigten eine Zunahme des Futterverzehrs, die Ratte zusätzlich eine Steigerung des Trinkwasserverbrauchs, wohingegen die Maus unter vierwöchiger Verabreichung von 500 mg/kg eine Herabsetzung des Futter- und Wasserverbrauchs erkennen ließ. Bei Ratten wurde über den Verabreichungszeitraum zunehmende Aggressivität beobachtet, wohingegen Hunde anfangs über mehrere Wochen zunehmende Sedierung zeigten, die in den späteren Phasen des Verabreichungszeitraums weniger deutlich hervortrat. In einem orientierenden Versuch an Affen wurden Tagesdosen von 500 mg/kg p.o. über 3 Wochen ohne toxische Erscheinungen vertragen.

Histopathologische Untersuchungsergebnisse nach längerfristiger Lormetazepamverabreichung liegen bisher nur bei der Ratte vor. Die Befunde lassen feingewebliche Organveränderungen insbesondere an Leber und Niere ausschließen, so daß die beobachtete Zunahme der Gewichte dieser Organe funktioneller Natur sein dürfte.

Die Fertilität männlicher und weiblicher Ratten wurde durch subchronische Lormetazepamverabreichung nicht beeinflußt. Die Verminderung des Besamungs- und Trächtigkeitsindex unter der höchsten geprüften Dosis von 50 mg/kg p.o. war eindeutig auf die pharmakodynamische Wirkung der Substanz zurückführbar. Wachstum und Reproduktionsleistung der F_1-Generation wurden durch die Behandlung der Muttertiere bis zum Ende der Laktationsperiode nicht beeinflußt.

Eingehende reproduktionstoxikologische Untersuchungen haben ebenfalls keine nachteiligen Befunde ergeben. Bei der Ratte wurden Dosierungen bis 1 g/kg geprüft. Beim Kaninchen fand sich unter 50 mg/kg eine Verminderung der Zahl der Implantate. Aus der gleichzeitigen Beeinträchtigung der Futteraufnahme und der Körpermasseentwicklung der Muttertiere ist abzuleiten, daß sich in diesem Dosisbereich die Grenze der Verträglichkeit von Lormetazepam beim Kaninchen abzeichnete. Eine Embryotoxizitätsstudie an Affen läßt auch bei dieser Spezies bis zur höchsten geprüften Dosis von 50 mg/kg per os keine embryotoxischen Effekte von Lormetazepam erkennen. Hinweise auf teratogene Wirkungen wurden bei keiner der untersuchten Tierarten festgestellt.

Mutagene Wirkungen von Lormetazepam waren in verschiedenen Testsystemen in vitro sowie in somatischen und in Keimzellen der Maus in vivo nicht nachweisbar. Zwischenberichte aus den sehr langfristigen Kanzerogenitätsstudien haben keine nachteiligen Befunde ergeben.

Zusammenfassung

Aus den toxikologischen Untersuchungsergebnissen geht hervor, daß Lormetazepam im Tierexperiment bis in mehrhundertfach überhöhten Dosierungen gut vertragen wird. Insbesondere wurden keine Hinweise auf cytotoxische, embryotoxische, teratogene, mutagene und kanzerogene Wirkungen festgestellt.

Summary

The results of animal toxicity studies demonstrate that lormetazepam is well tolerated at substantially elevated dosage levels administered daily over extended periods of time. In particular, no evidence of cytotoxic, embryotoxic, teratogenic, mutagenic and carcinogenic effects was noted.

Pharmakokinetik und Biotransformation

Zur Ermittlung der tierexperimentellen Pharmakokinetik und Biotransformation wurde Lormetazepam in Form der in Position 5 ^{14}C-markierten Substanz Ratten, Hunden und Affen per os und intravenös verabreicht (1,9).

Bei allen Spezies wurde Lormetazepam enteral vollständig resorbiert. Die Elimination der Gesamtradioaktivität war nach 4 Tagen abgeschlossen. Während die Ratte den weitaus größten Teil der intravenös verabreichten Radioaktivität mit den Faeces ausschied, eliminierten der Hund und der Affe in zunehmendem Maße über die Nieren (Abb. 10). Auf diesem Wege schied die

Abb. 10

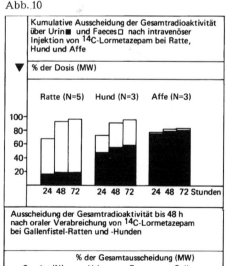

Kumulative Ausscheidung der Gesamtradioaktivität über Urin ■ und Faeces □ nach intravenöser Injektion von ^{14}C-Lormetazepam bei Ratte, Hund und Affe

Ausscheidung der Gesamtradioaktivität bis 48 h nach oraler Verabreichung von ^{14}C-Lormetazepam bei Gallenfistel-Ratten und -Hunden

| Species (N) | % der Gesamtausscheidung (MW) | | |
	Urin	Faeces	Galle
Ratte (5)	11	1	88
Hund (2)	41	0	59

Ratte Lormetazepam bzw. das Demethylierungsprodukt Lorazepam frei oder in konjugierter Form nur zu einem sehr geringen Anteil aus. Der überwiegende Anteil der mit dem Urin ausgeschiedenen ^{14}C-markierten Substanzen bestand aus nicht weiter charakterisierten polaren und hochpolaren Metaboliten. Obgleich ein hoher Anteil auch der biliär eliminierten Substanzen polaren Metaboliten entsprach, stellte das Lorazepamkonjugat den Hauptmetaboliten in der Galle dar.

Beim Hund bestand die im Urin ausgeschiedene Radioaktivität neben Lormetazepamkonjugat zu etwa 30 % aus Lorazepam, das ebenfalls in konjugierter Form vorlag. Beim Affen hingegen fand sich fast ausschließlich das Lormetazepamkonjugat im Urin. Weniger als 5 % der renal ausgeschiedenen Radioaktivität lag in Form des Lorazepamkonjugats vor. Bei den Konjugaten beider Verbindungen handelt es sich vermutlich um die Glucuronide.

Aus Versuchen an Tieren mit operativ angelegter Gallenfistel ging hervor, daß Ratte und Hund die ^{14}C-markierten Substanzen in erster Linie biliär eliminieren. Die vergleichsweise höhere renale Ausscheidung ^{14}C-markierter Substanzen bei intakten Tieren läßt auf einen enterohepatischen Kreislauf schließen, bei dem die zunächst biliär ausgeschiedenen Konjugate von Lormetazepam und Lorazepam enteral gespalten und teilweise rückresorbiert werden.

Die Humanpharmakokinetik von Lormetazepam wurde in einer ersten Studie mit radioaktiv markierter Substanz an 5 männlichen Probanden untersucht (3). Nach intravenöser Verabreichung stellte sich anhand der Mittelwerte der Gesamtradioaktivität im Plasma ein zunächst ungewöhnlich erscheinender Konzentrationsverlauf dar, welcher durch einen kurzfristigen Abfall und einen darauf folgenden Anstieg der

Konzentration geprägt war (Abb. 11). Im Zeitraum von 2 − 6 Stunden nach der Verabreichung stellte sich ein Konzentrationsplateau ein. Anschließend sank die Konzentration der Radioaktivität im Plasma in zwei Abklingphasen ab. Die mittlere Halbwertzeit der terminalen Phase betrug 13 ± 2 h. Dieser Verlauf der Konzentration der Radioaktivität im Plasma ist geprägt durch das im Verhältnis zum Wirkstoff wesentlich geringere Verteilungsvolumen des Lormetazepamkonjugats.

Nach enzymatischer Behandlung und chromatographischer Auftrennung der Radioaktivität in freien und konjugierten Wirkstoff zeigte sich ein typischer Verlauf der Wirkstoffkonzentration im Plasma (Abb. 12), welcher 3 Dispositionsphasen mit Halbwertszeiten von 10 min, 50 min und 5.4 h abgrenzen ließ. Die terminale Phase konnte in dieser Untersuchung jedoch nicht eindeutig bestimmt werden, da bereits 12 h p.i. die Erkennungsgrenze der Methodik erreicht war. In einer weiteren Untersuchung wurde mit Hilfe einer radioimmunologischen Methode eine terminale Plasmahalbwertszeit des Wirkstoffs von 10 h ermittelt (4).

Nach anfänglich sehr schneller Konjugatbildung lagen jenseits von 6 − 8 h p.i. konstant etwa 10 % der Summe von freiem und konjugiertem Lormetazepam im Plasma in Form des freien Wirkstoffs vor. Die Inaktivierung der Substanz erfolgt mithin sehr rasch: zugleich wird die Verteilung der konjugierten Verbindungen auf den Plasma bzw. Extrazellularraum beschränkt.

Nach oraler Verabreichung ergab sich ein verzögerungsfreier Anstieg des Wirkstoffspiegels im Plasma (Abb. 13). Zwischen 0.5 und 4 h p.a. lag der Plasmaspiegel mit etwa 10 ng/ml bei submaximalen Werten, um anschließend in zwei Dispositionsphasen mit Halbwertszeiten von 1.5 und 14 h abzusinken. Bereits 30 min p.a. lag nur noch

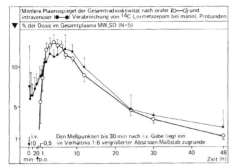

Abb. 11

Mittlere Plasmaspiegel der Gesamtradioaktivität nach oraler (O—O) und intravenöser (●—●) Verabreichung von 14C-Lormetazepam bei männl. Probanden

▼ % der Dosis im Gesamtplasma MW,SD (N=5)

Den Meßpunkten bis 30 min nach i.v. Gabe liegt ein im Verhältnis 1:6 vergrößerter Abszissen Maßstab zugrunde

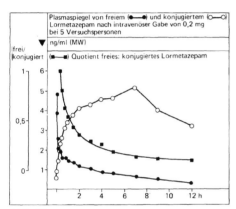

Abb. 12

Plasmaspiegel von freiem (●—●) und konjugiertem (O—O) Lormetazepam nach intravenöser Gabe von 0,2 mg bei 5 Versuchspersonen

▼ ng/ml (MW)

(■—■) Quotient freies: konjugiertes Lormetazepam

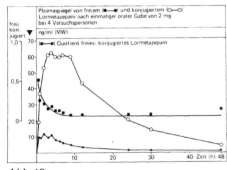

Abb. 13

Plasmaspiegel von freiem (●—●) und konjugiertem (O—O) Lormetazepam nach einmaliger oraler Gabe von 2 mg bei 4 Versuchspersonen

▼ ng/ml (MW)

(■—■) Quotient freies: konjugiertes Lormetazepam

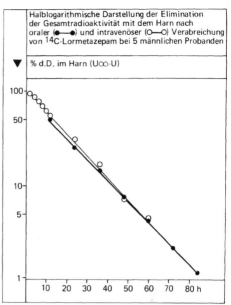

Abb. 14

Halblogarithmische Darstellung der Elimination der Gesamtradioaktivität mit dem Harn nach oraler (●—●) und intravenöser (O—O) Verabreichung von 14C-Lormetazepam bei 5 männlichen Probanden

▼ % d.D. im Harn (U∞-U)

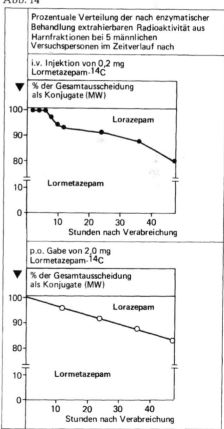

Abb. 15

Prozentuale Verteilung der nach enzymatischer Behandlung extrahierbaren Radioaktivität aus Harnfraktionen bei 5 männlichen Versuchspersonen im Zeitverlauf nach

i.v. Injektion von 0,2 mg Lormetazepam-14C

▼ % der Gesamtausscheidung als Konjugate (MW)

Lorazepam

Lormetazepam

Stunden nach Verabreichung

p.o. Gabe von 2,0 mg Lormetazepam-14C

▼ % der Gesamtausscheidung als Konjugate (MW)

Lorazepam

Lormetazepam

Stunden nach Verabreichung

die Hälfte der Summe von freiem und konjugiertem Lormetazepam in Form des freien Wirkstoffs im Plasma vor; jenseits von 5 − 8 h p.a. fand sich das gleiche Verhältnis zwischen freiem und konjugiertem Lormetazepam wie nach intravenöser Gabe. Die für die Gesamtradioaktivität bestimmten kinetischen Parameter beschrieben praktisch diejenigen des Lormetazepamkonjugats.

Die Ausscheidung der verabreichten Radioaktivität erfolgte beim Menschen praktisch vollständig über die Nieren. Die Eliminationshalbwertszeit betrug 13 ± 2 h nach beiden Verabreichungsarten. Die Eliminationsgeschwindigkeit blieb über die gesamte Sammelperiode konstant (Abb. 14). In den Faeces wurden nur geringe Mengen (< 3 % der Dosis) der ^{14}C-markierten Substanzen gefunden.

Die Analyse der im Harn ausgeschiedenen Substanzen ergab, daß Lormetazepam zum größten Teil in konjugierter Form, vermutlich als Glucuronid, ausgeschieden wird. Nach Ablauf von 8 − 10 h p.a. wurde in den darauf folgenden Sammelperioden ein zunehmender Anteil an konjugiertem Lorazepam im Harn festgestellt (Abb. 15), welcher sich 48 h nach i.v.-Gabe auf etwa 20 % der bis dahin ausgeschiedenen Radioaktivität belief. Anscheinend stellt die Demethylierung von Lormetazepam zu Lorazepam einen relativ langsamen Stoffwechselvorgang dar. Insgesamt wurden jedoch zu keiner Zeit mehr als 6 − 8 % der verabreichten Dosis in Form des Demethylierungsproduktes renal ausgeschieden. Weniger als 2 % des Wiederfunds im Harn lagen in Form der freien Verbindungen vor.

Zusammenfassung

Zusammenfassend geht aus den Untersuchungen zur Pharmakokinetik und Biotransformation von Lormetazepam bei Tier und Mensch hervor, daß die Verbindung nach enteraler wie parenteraler Gabe sehr schnell durch Konjugatbildung inaktiviert wird. Nur ein geringer Teil wird zu Lorazepam demethyliert und wie der Wirkstoff selbst in konjugierter Form ausschließlich renal eliminiert. Mit einer terminalen Plasmahalbwertszeit von 10 − 13 h beim Menschen dürfte Lormetazepam über eine verhältnismäßig kurze Wirkdauer verfügen.

Summary

The results of animal and human pharmacokinetic and biotransformation studies demonstrate that lormetazepam is bioavailable upon enteral administration and is rapidly inactivated by glucuronide formation. A minor proportion is demethylated to lorazepam. Both compounds are eliminated as glucuronides mainly by the renal route. The terminal plasma half-life of 10 − 13 hours may indicate a short duration of action.

Referenzen

(1) Girken, R., Baldock, G.A., Chasseaud, L.F., Hümpel, M., Hawkins, D.R., Mayo, D.S.:
The Absorption, Distribution and Excretion of ^{14}C-Lormetazepam in Dogs, Rabbits, Rats and Rhesus Monkeys
Xenobiotica (accepted for publication in 1980)

(2) Günzel, P.:
Toxikologische Daten von Lormetazepam — Zusammenfassung der Ergebnisse der tierexperimentellen Verträglichkeitsprüfungen
Schering Pharmaforschungsbericht Nr. 3221

(3) Hümpel, M., Illi, V., Milius, W., Wendt, H., Kurowski, M. (1979):
The Pharmacokinetics and Biotransformation of the New Benzodiazepine Lormetazepam in Humans — I. Absorption, Distribution, Elimination and Metabolism of Lormetazepam-5-^{14}C
European Journal of Drug Metabolism and Pharmacokinetics 4:237-243

(4) Hümpel, M., Nieuweboer, B., Milius, W., Hanke, H., Wendt. H.:
Kinetics and Biotransformation of Lormetazepam — II. Radioimmunologic Determination in Plasma and Urine of Young and Elderly Subjects: First-Pass Effect
Journal of Clinical Pharmacology and Therapeutics (accepted for publication in 1980)

(5) Loge, O., Wittkopf, E., Losert, W.:
Untersuchungen zur allgemeinen Pharmakologie von ZK 65 997: Wirkung auf glattmuskuläre Organe in vitro und in vivo, Einfluß auf die Thrombocytenaggregation
Schering Pharmaforschungsbericht Nr. 2415

(6) Loge, O., Wittkopf, E., Mehring, M.:
Untersuchungen zur allgemeinen Pharmakologie von ZK 65 997: Einfluß auf den Kohlenhydrat- und Eiweißstoffwechsel sowie die Leber- und Nierenfunktion von Kaninchen nach mehrfacher oraler Anwendung
Schering Pharmaforschungsbericht Nr. 3347

(7) Loge, O.:
Ergänzende Untersuchungen zur allgemeinen Pharmakologie von ZK 65 997: Einfluß auf die Serumcreatinin-Konzentration von Ratten nach mehrfacher oraler Anwendung
Schering Pharmaforschungsbericht Nr. 2747

(8) Losert, W., Buse, M.:
Einfluß von ZK 65 997 auf die renale Natrium-, Kalium- und Wasserausscheidung von Ratten nach einmaliger subcutaner Injektion
Schering Pharmaforschungsbericht Nr. 3220

(9) Mayo, D.S., Hawkins, D.R., Hümpel, M., Chasseaud, L.F., Baldock, G.A., Girken, R.:
The biotransformation of ^{14}C-lormetazepam in dogs, rabbits, rats and rhesus monkeys
Xenobiotica (accepted for publication in 1980)

(10) Müller, B.:
Untersuchung der Wirkung von ZK 65 997 im Vergleich zu ZK 74 467 (Flurazepamhydrochlorid) auf Blutdruck und Herzfrequenz wacher, spontan hypertoner Ratten nach oraler Gabe
Schering Pharmaforschungsbericht Nr. 2876

(11) Palenschat, D., Bressler, K., Niemann, W., Gieseler, M.:
ZK 65 997: Spezielle Pharmakologie — Wirkung auf das akute EEG der freibeweglichen Ratte nach einmaliger intraperitonealer Aplikation
Schering Pharmaforschungsbericht Nr. 3533

(12) Paschelke, G., Weidmann, R., Zessin, K., Schlangen, M., Seltz, A.:
ZK 65 997: Spezielle Pharmakologie — Prüfung auf sedativ — hypnotische, narkotische Wirkung
Schering Pharmaforschungsbericht Nr. 2715

(13) Paschelke, G., Weidmann, R.:
ZK 65 997: Spezielle Pharmakologie — Prüfung auf muskelrelaxierende Wirkung
Schering Pharmaforschungsbericht Nr. 2714

(14) Paschelke, G., Zehleke, P., Erhard, C., Klemann, C., Weidmann, R.:
ZK 65 997: Spezielle Pharmakologie — Prüfung auf krampfhemmende Wirkung
Schering Pharmaforschungsbericht Nr. 2716

(15) Wendt, H.:
Beeinflussung der Nierenfunktion des Menschen durch die einmalige Gabe von 2 mg Lormetazepam Schering Pharmaforschungsbericht Nr. 3277

Diskussion

B. Grote: Herr Paschelke, unter den bisher bekannten Benzodiazepinen gibt es zwei, die in der Konfiguration eine so außerordentliche Ähnlichkeit mit dem Lormetazepam aufweisen, daß man sich fragen muß, ob überhaupt eine neue Substanz vorliegt. Das eine ist das Ro 5-3027 (Deshydroxylorazepam), das meines Wissens noch nicht am Menschen untersucht worden ist, und das andere das Lorazepam, das sich nur in Position 3 an dem Benzodiazepin-Ring unterscheidet.

Mir erscheint diese Tatsache deshalb so interessant, weil diese Substanz seit 1971 erprobt wurde und in Großbritannien und den USA im Handel ist. Was mich besonders in Ihrem Vortrag beeindruckt hat, war, daß eine Reihe der Befunde sowohl in der klinischen Wirksamkeit als auch in der Kinetik quasi identisch sind, so daß man sicher auch in der Diskussion über die klinische Wirkung Vergleiche anstellen kann. Sie haben z.B. die Metaboliten bei diversen Tierspezies und beim Menschen verglichen. M. Eliot, der diese Erscheinung beim Lorazepam untersucht hat, fand, daß bei gleicher Glucuronidierung bei Tieren verschiedene andere Stoffwechselprodukte entstehen, während das beim Menschen anscheinend nicht der Fall war.

Das ist in sofern interessant, als sich beim Diazepam inzwischen ergeben hat, daß es in die Magenschleimhaut sezerniert wird und daß bei späterer Nahrungsaufnahme die Blutspiegel von Diazepam wieder ansteigen; möglicherweise tritt dann auch eine erneute Wirksamkeit ein, was man wohl bei diesen beiden Substanzen nicht erwarten kann. Könnte man festhalten, daß sich zwischen Lormetazepam und Lorazepam ein Wirkungsverhältnis von etwa 0,8 : 1 ergibt?

G. Paschelke: Uns war zunächst nicht bekannt, ob Lormetazepam nicht nur ein „pro-drug" für Lorazepam ist. Wir wußten, daß die Demethylierung am Stickstoff bei 1,4-Benzodiazepinen ein normaler Stoffwechselschritt ist. Wir wußten nicht, ob im Organismus die Demethylierung sehr rasch eintreten würde und damit Lorazepam der eigentliche Wirkstoff sei. Diese Befürchtung hat sich aber in den Untersuchungen zum Stoffwechsel nicht bestätigt. Wir haben gesehen, daß der Mensch nur etwa 6 — 8 % der Dosis in Form von Lorazepam ausscheidet. Es findet also eine Demethylierung statt, jedoch wird die Wirkung von Lormetazepam selbst hervorgerufen.

Der Unterschied zu Lorazepam ist vermutlich zum Teil auf die unterschiedlichen physikochemischen Eigenschaften der Verbindung zurückzuführen. Infolge der N-Methylsubstitution ist bei Lormetazepam die Lipoidlöslichkeit höher als bei Lorazepam. Wir vermuten, daß dadurch auch die Membrangängigkeit der Verbindung höher ist und die Kinetik in bezug auf das Zentralnervensystem sehr schnell verläuft. Wir haben darüber noch keine genauen Angaben, aber wir haben den Eindruck, daß die etwas höhere Wirksamkeit von Lormetazepam darauf zurückzuführen ist, daß die Verbindung die Membranen noch etwas schneller passiert als Lorazepam. Insofern glauben wir, daß hier eine gewisse Überlegenheit gegenüber Lorazepam besteht, wenn auch die Ähnlichkeit groß ist.

A. Doenicke: Die physikalisch-chemischen Eigenschaften, die Sie eben angesprochen haben, sind ein sehr wichtiger Punkt, vor allem in bezug auf die Membrandurchgängigkeit. Wie verhalten sich nun die Lipoidlöslichkeit und Proteinbindung bei Lorazepam und Lormetazepam im Vergleich zu Thiopental?

G. Paschelke: Wir haben Verteilungs-koeffizienten von Lormetazepam und von Lorazepam bestimmt, allerdings nur bei physiologischem pH-Wert und bei Raumtemperatur und nicht bei pH-Werten unterhalb des pH-Wertes für Halbneutralisation. Aufgrund der schwach basischen Eigenschaften der Benzodiazepine sind das meist sehr saure pH-Bereiche (um pH 1). Wenn man den Oktanol-Wasser-Verteilungskoeffizienten bei physiologischem pH bestimmt, erhält man etwas überhöhte Werte. So haben wir für Lormetazepam einen Verteilungskoeffizienten von 520 und für Lorazepam einen Wert von 430 gemessen. Lormetazepam dürfte somit etwas stärker lipoidlöslich sein, jedoch sind die Unterschiede nicht sehr groß. Gegenüber Thiopental ist etwa mit der doppelten Lipoidlöslichkeit beider Verbindungen zu rechnen.

Benzodiazepine liegen im Plasma bekanntlich in hohem Maße proteingebunden vor, Diazepam zu 90 %, Lorazepam zu 80 %. Lormetazepam weist eine 87 %ige Plasmaalbuminbindung auf. Auch das Lormetazepamglucuronid liegt höchstwahrscheinlich proteingebunden vor. Thiopental hingegen wird zu etwa 90 % an Plasmaproteine gebunden.

J. Kugler: Sie zeigen, daß beim Menschen radioaktiv markierte Substanzen zur Gänze im Urin, bei der Ratte dagegen nur 88 % in der Galle eliminiert werden. Sind diese Unterschiede physikochemisch bedingt, weil die Resorption beim Tier anders als beim Menschen verläuft, oder hängt das mit den Bindungsvorgängen an Proteine zusammen? Muß man dafür vielleicht einen ganz anderen tierspezifischen Faktor verantwortlich machen?

G. Paschelke: Bei der Ratte wird Lormetazepam sehr stark metabolisiert. Ich vermute, daß es sich hier hauptsächlich um Unterschiede in der metabolischen Aktivität der Spezies und im

Eliminationsweg der Metaboliten handelt. Die Ratte scheidet auch andere Substanzen ab einer gewissen Molekülgröße vorzugsweise biliär aus.

A. Doenicke: Die Membrandurchgängigkeit, die Herr Kugler bereits angesprochen hat, könnten wir vielleicht zusammen mit den EEG-Untersuchungen und der Latenz diskutieren. Ob eine Substanz nun sehr membrandurchgängig ist und am Cerebrum in wenigen Sekunden oder auch Minuten wirkt, ist ein wichtiges Symptom. Auf diesen Punkt werden wir noch später zurückkommen.

Ich möchte Sie nun bitten, die entsprechenden Handelsnamen zu nennen, sonst diskutieren wir vielleicht aneinander vorbei, weil viele wohl Mogadan®, aber nicht den generischen Namen kennen.

G. Paschelke: Mogadan® oder Nitrazepam war das erste Benzodiazepin von Hoffmann-La Roche, das als Schlafmittel entwickelt wurde. Bei Flurazepam handelt es sich um Dalmane® oder Dalmadorm®, das heute führende Benzodiazepin-Schlafmittel, unter dem sich aufgrund der langen Verweildauer aktiver Metaboliten kaum Toleranz entwickelt. Flunitrazepam ist die Neuentwicklung eines sehr wirksamen, oral und parenteral einsetzbaren Benzodiazepins von Roche. Es ist als Rohypnol® in der Schweiz im Handel. Auf dem deutschen Schlafmittelmarkt gibt es an Benzodiazepin-Monopräparaten Diazepam und Chlordiazepoxid, also Valium® und Librium®, sowie Oxazepam unter den Handelsnamen Adumbran® und Praxiten®.

Ferner gibt es Lorazepam als Tavor®, das als Tranquilizer auf dem Markt ist, sowie die bereits erwähnten Roche-Substanzen Nitrazepam = Mogadan®, Flurazepam = Dalmadorm® und wohl in Kürze auch Flunitrazepam = Rohypnol®, ferner von Hoechst Clobazam = Frisium®.

A. *Doenicke:* Herr Paschelke, eine Frage zur Elimination der anderen Benzodiazepine, die bei uns in der Anaesthesie derzeit diskutiert werden.

G. *Paschelke:* Nach i.v.-Injektion von Flunitrazepam verläuft der Wirkstoffspiegel im Plasma in 3 Dispositionsphasen. Die terminale Halbwertszeit liegt in der Größenordnung von 30 h. Die lange Verweilzeit des Wirkstoffs im Plasma kann als Ausdruck der begrenzten Geschwindigkeit der Biotransformationsschritte angesehen werden, durch welche die Verbindung in eine ausscheidungsfähige Form überführt wird. Besonders die 3-Hydroxylierung gilt als verhältnismäßig langsame Reaktion.

Auch gegenüber injizierbaren 3-Hydroxybenzodiazepinen weist Lormetazepam mit 10-13 h die wohl kürzeste terminale Plasmahalbwertszeit auf.

A. *Doenicke:* Vielen Dank, ich habe jetzt noch eine Frage bezüglich des großen Problems der Galenik; denn Lorazepam war ja lange Zeit nicht gut löslich und mit Diazepam und Flunitrazepam verhält es sich wohl ähnlich.

G. *Paschelke:* Ich habe in einer Tabelle zusammengestellt, welche injizierbaren Benzodiazepinderivate bekannt sind (Tab. 3). Es sind 6 Präparate aufgelistet, 3 davon sind im Handel. Ativan® ist der Name für Lorazepam in Großbritannien. Neben Rohypnol® gibt es 2 Präparate von Hoffmann-La Roche, die als experimentelle Formulierungen beschrieben wurden, und jetzt Lormetazepam.

Bei Ativan® liegen 4 mg Lorazepam in 1 ml Lösung vor. Bei Rohypnol® handelt es sich um ein 2-Ampullenpräparat. Hier liegen 2 mg des Wirkstoffes Flunitrazepam zur Stabilisierung der Lösung in einem reinen Lösungsmittelgemisch vor. Es wird eine Diluens-Ampulle mitgeliefert, so daß nach obligatorischer Verdünnung der Wirkstoff in einer Konzentration von 1 mg/ml vorliegt.

Der Wirkstoffgehalt der experimentellen Injektionsformen von Clonazepam und Bromazepam ist mir nicht bekannt.

Lormetazepam liegt in injizierbarer Form in einer verhältnismäßig geringen Konzentration vor: 0.2 mg/ml. Dementsprechend benötigen wir eine 10 ml-Ampulle. Möglicherweise ist das ein etwas unhandliches Volumen. Wir hoffen, mit der gewählten Zubereitung — verglichen mit der von anderen Präparaten — eine bessere Gefäßverträglichkeit erzielen zu können.

Die Tabelle enthält außerdem den Hilfsstoffgehalt der Solventien der einzelnen Injektionspräparate. Bei Ativan® handelt es sich um eine wasserfreie Zubereitung, die neben dem Wirkstoff nur Lösungsvermittler enthält, und zwar Propylenglykol und Polyäthylenglykol 400 sowie etwas Benzylalkohol. Zum Verständnis muß erwähnt werden, daß sich bei der Solubilisierung von Benzo-

Tab. 3

Benzodiazepin-Injektionspräparate				
Wirkstoff	Abk.	Handelsname	Wirkstoff-Gehalt (mg/ml)	Amp. Vol.(ml)
Diazepam	DZ	Valium*	5	2
Lorazepam	LRZ	Ativan*	4	1
Flunitrazepam	FNZ	Rohypnol**	1	2
Clonazepam	CNZ			2 +
Bromazepam	BRZ			5 +
Lormetazepam	LMZ		0.2	10

Zusammensetzung der Benzodiazepin-Solventien pro injectione (Prozent)						
	Solvens für					
Hilfsstoffe	DZ	LRZ	FNZ	CNZ	BRZ	LMZ
Aqua bidest.	43.5	—	40.5	50	49	50
Propylenglycol	40	80	50	38.5	41	50
Polyäthylenglycol 400	—	18	—	—	—	—
Äthanol	10	—	8	10	8	—
Benzylalkohol	1,5	2	1.5	1.5	2	—
Na-Benzoat	5	—	—	—	—	—
Na-Acetat	—	—	—	—	0.04	0.005
Essigsäure	—	—	Spur	—	0.03	0.0005
EDTA-2Na	—	—	—	—	—	0.01—

* Zur i.m.-Injektion Verdünnung mit Wasser (1:1) empfohlen
** 2-Ampullen-Präparat, Verdünnung mit Wasser (1:1) obligatorisch
+ 'ampuls produced by Roche for the market or for research'—D. Mitolo-Chieppa, V. Cuomo, Pharmacol. Res. Comm. 9:7, 643, 1977

diazepinen meist zwei Probleme gleichzeitig stellen. Da ist zum einen die begrenzte Löslichkeit und zum anderen die begrenzte Lösungsstabilität dieser Stoffe. Wenn diese Probleme gemeistert sind, ergibt sich in der Regel eine limitierte Gewebsverträglichkeit der Lösungen.

Bei Lormetazepam haben wir diese Probleme so zu lösen versucht, daß nur Propylenglykol und Wasser im Verhältnis 1 : 1 sowie Spuren eines Acetat-Essigsäure-Puffers Verwendung fanden. Diese Formulierung ist stabil, und nach Ergebnissen lokaler Verträglichkeitsprüfungen am Tier scheint auch die Gefäß- und Muskelverträglichkeit dieser Zubereitung besser zu sein als die von Diazepam, das in der Tabelle in seiner alten Zusammensetzung angegeben ist. Heute gibt es eine neue Diazepam-Formulierung, in welcher die Konzentration des Natriumbenzoats auf 0.5 % herabgesetzt worden ist zugunsten des Wasseranteils, der jetzt 48 % beträgt. Insgesamt enthalten injizierbare Benzodiazepinpräparate verhältnismäßig viel Lösungsvermittler oder Lösungsmittel, der Wasseranteil geht in keinem Falle deutlich über 50 % hinaus. Es gibt Hinweise dafür, daß die schlechte Gefäßverträglichkeit einiger dieser Präparate in erster Linie auf den Gehalt an Äthanol und Benzylalkohol zurückzuführen ist, jedoch ist auch das Propylenglykol nicht besonders gefäßverträglich. Wir hoffen jedoch, daß Lormetazepam beim Menschen auch weiterhin eine gute Gefäßverträglichkeit aufweist.

H. Suttmann: Ein Wort zur Plasmakonzentration: Es ergab sich bei intravenöser Gabe erst (wie erwartet) ein schneller Anstieg, dann fiel die Konzentration wieder ab und erreichte einen neuerlichen Gipfel, um dann exponentiell wieder abzufallen. Bei der oralen Gabe erreichte die Konzentration den gleichen Gipfel wesentlich langsamer und fiel dann entsprechend

ab. Können Sie sagen, wie das Konzentrationsverhalten bei intravenöser Gabe zustande kommt?

G. Paschelke: Der Anstieg der Konzentration der ^{14}C-markierten Substanzen im Plasma ist so zu erklären, daß während der Verteilungsphase, in der der Wirkstoff aus dem Plasma in das Gewebe übertritt, gleichzeitig die Bildung des Lormetazepamglucuronides abläuft. Das Glucuronid hat gegenüber dem freien Wirkstoff einen wesentlich geringeren Verteilungsraum, der nur etwa 5 % des Verteilungsraumes des freien Wirkstoffes beträgt. Das bedeutet, daß durch die Glucuronidierung der Wirkstoff in seiner Verteilungsmöglichkeit auf den Extrazellularraum beschränkt wird, so daß die Plasmakonzentration ansteigt. Der Plasmaspiegel des unveränderten Wirkstoffs zeigt dagegen einen kontinuierlich absinkenden Verlauf. Wenn wir jedoch den Verlauf der Gesamtradioaktivität im Plasma betrachten, dann ist darin auch das Glucuronid enthalten. Dies erklärt den zweigipfligen Verlauf.

St. Kubicki: Meine Frage betrifft eigentlich die Benzodiazepine in ihrer Gesamtheit, nicht nur Lormetazepam. Es ist eine ganz praktische Frage, die sich heute aus der Klinik ergibt, weil die Benzodiazepine langsam den Schlafmittelmarkt erobern; so ergibt sich für uns die Frage der Antidote. Wir hatten bisher schon sehr große Schwierigkeiten mit Diazepam-Intoxikationen, weil diese Substanz nicht dialysabel scheint. Besseres als die Hämoperfusion stand uns eigentlich bislang nicht zur Verfügung, und das ist manchmal zu wenig.

G. Paschelke: Substanzen, welche die GABA-erge Neurotransmission hemmen, z.B. Picrotoxin, können Benzodiazepineffekte im Tierexperiment zum Teil aufheben. Auch mit Physostigmin und Naloxon® ist dies möglich, allerdings sind die Wirkmechanismen unbekannt. Klinisch wurden diese Stoffe mit wechselndem Erfolg bei Benzodiazepin-Intoxikation angewandt, scheinen sich jedoch als ‚Antidote' nicht durchgesetzt zu haben.

B. Grote: Ich glaube, das kann man bestätigen. Physostigmin ist neueren Fallberichten zufolge mehrmals verwandt worden. Sowohl bei Diazepam als auch bei Flunitrazepam ist festgestellt worden, daß gelegentlich Patienten nach außerordentlich geringen Dosierungen in tiefes Koma fallen und daß das Physostigmin komatöse Patienten nach einer Viertelstunde zum Aufwachen gebracht hat.

G. Hempelmann: Um welchen Faktor ist die Dosis letalis beim neugeborenen Versuchstier niedriger als beim erwachsenen Versuchstier? Gibt es dazu Untersuchungen?

G. Paschelke: Entsprechende Untersuchungen sind nicht durchgeführt worden.

J. Kugler: Zurück zur Theorie: Haben Sie Autoradiographien von Rattengehirnen oder Kaninchen zur Hand, um zu zeigen, wie sich in den ersten Minuten nach der Gabe die Substanz im Gehirn verteilt?

G. Paschelke: Ganztierautoradiogramme von Ratten wurde 0.5 h und 2 h sowie zu späteren Zeitpunkten nach Verabreichung aufgenommen. Zu diesen Zeitpunkten konnte keine Anreicherung der Radioaktivität im Gehirn festgestellt werden.

2 Die Entwicklung von Lormetazepam oral aus klinischer Sicht

Ott, H.

1. Einführung

Der Strategie der klinischen Prüfung von Lormetazepam * am Menschen wurden die Richtlinien des Bundesgesundheitsamtes, des 2. Arzneimittelgesetzes vom 1.1.1978 (2. AMG), der Food and Drug Administration (FDA-Guidelines) und bestimmte Profilierungsgesichtspunkte gegenüber Standard-Hypnotika zugrunde gelegt.

Vier Aspekte traten damit in den Vordergrund:

a) Kinetische und pharmakologische Eigenschaften unter besonderer Betonung von Zeitwirkungsverläufen nach einmaliger Applikation

b) Dosisfindung und Wirknachweis an Probanden und Patienten

c) Verträglichkeit, Nebenwirkungen, Toleranzentwicklung und Absetzphänomene

d) Einfluß auf die Verkehrstüchtigkeit und Wechselwirkung mit anderen Medikamenten.

Besonderer Wert wurde darauf gelegt, die Ergebnisse auf einem breiten Methodenfeld abzusichern. Dazu zählen wenig subjektiv beeinflußbare Parameter, wie elektrophysiologische Methoden (Elektroenzephalogramm, Herzschlag- und Atemfrequenz), Laborwerte (Blutbild, Blutgase, Harnstatus usw.), sowie psychische Leistung (Reaktionszeit, Rechenfähigkeit, Vigilanz, Ermüdung — gemessen durch entsprechende Geräte) und stärker subjektiv beeinflußbare Parameter, wie Fremdbeurteilung durch den Arzt (z.B. bezüglich Nebenwirkungen, Heilerfolg) und Selbstbeurteilung durch den Probanden

* WHO-Kurzbezeichnung des Wirkstoffes von Noctamid® (Schering)

oder Patienten (Befindlichkeitsskalen, Zeitschätzungen, Schlafqualitätsbeurteilung, usw.). Alle Variablen wurden operationalisiert und einer quantifizierten Auswertung zugänglich gemacht.

Für die klinische Prüfung von Lormetazepam wurden Tabletten mit 1 mg und 2 mg mikronisiertem Wirkstoff verwendet. Alle Untersuchungen — mit Ausnahme von drei orientierenden Studien — wurden unter Doppelblindbedingungen abgewickelt und erlaubten einen Vergleich gegen Plazebo und/oder eine oder mehrere Referenzsubstanzen.

2. Ergebnisse der klinischen Prüfung

2.1 Wirkungsverlauf von EEG- und psychologischen Parametern während einer human-kinetischen Untersuchung

Im Verlauf der human-kinetischen Untersuchung, deren biodynamische Resultate im vorausgegangenen Vortrag referiert wurden, wurden auch elektrophysiologische und psychologische Parameter erhoben.

5 männliche gesunde Probanden im Alter von 24 bis 45 Jahren erhielten unter Doppelblindbedingungen im Crossover-Design je eine einmalige orale Dosis von 2 mg ^{14}C-markiertem Lormetazepam mit einer Gesamtradioaktivität von 100 μCi oder Plazebo in randomisierter Reihenfolge. Zu 11 Meßzeitpunkten — prae bis 12 h post applicationem — wurde das EEG nach der Ableitetechnik von Itil (3) unter Ruhe- (RR) und Reaktionszeit- (RT) Bedingungen abgenommen. Die EEG-Aufnahmen wurden nach Aufspaltung in 7 Frequenzbänder ($1{,}5 - 3{,}5$ Hz = Delta; $3{,}5 - 7{,}5$ Hz = Theta; $7{,}5 - 9{,}0$ Hz = Alpha$_1$; $9{,}0 - 13{,}0$ Hz = Alpha$_2$; $13{,}0 - 20{,}0$ Hz = Beta$_1$; $20{,}0 - 30{,}0$ Hz = Beta$_2$; $30{,}0 - 50{,}0$ Hz = Beta$_3$) nach der Powerspektrum-Methode analysiert (2).

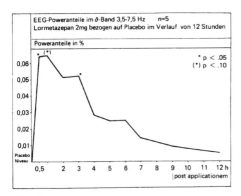

Abb. 1

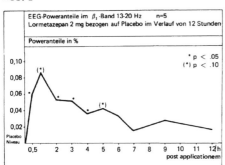

Abb. 2

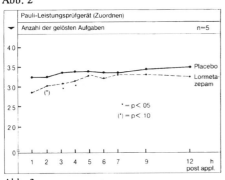

Abb. 3

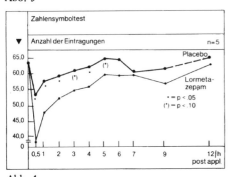

Abb. 4

2.2

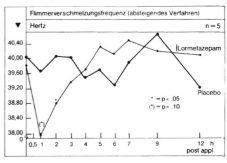

Abb. 5

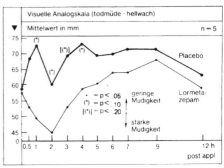

Abb. 6

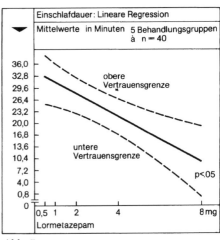

Abb. 7

Ergebnisse:

Anhand von Varianzanalysen wurden gegenüber Plazebo eine eindeutige Vermehrung im Theta-Band (3,5 − 7,5 Hz; Abb. 1) und im $Beta_1$-Band (13,0 − 20,0 Hz; Abb. 2) festgestellt (p < .05). Die Unterschiede wurden im Zeitraum von 0,5 − 5 h p.a. beobachtet.

Aus den Zeitwirkungsverläufen wurden Halbwertszeiten ermittelt. Sie lagen in beiden EEG-Bändern um 3 h (genauer: Theta-Band: 2,98 ± 0,43 h; $Beta_1$-Band: 3,18 ± 0,62 h). Die ZNS-Wirksamkeit scheint damit erheblich kürzer zu sein als die Halbwertszeit der Gesamtradioaktivität von ca. 13 h (13,1 ± 1,8 h).

Die EEG-Befunde bestätigen das hypnotisch-sedative Profil von Hypnotika und Tranquilizern, das nach Itil durch Zunahme von niedrigen und schnellen Frequenzen und Abnahme von Alpha-Wellen charakterisiert ist (3).

Die psychoexperimentellen Parameter zeigten ebenfalls sehr deutlich die Sedierungseffekte im Zeitverlauf (p < .05, Tendenzen p < .10) (12).

a) In der Leistung am Pauli-Gerät (Abb. 3) liegt die Zahl der Zuordnungen unter Lormetazepam während der 2. bis 4. Stunde unter der von Plazebo.

b) In der visu-motorischen Koordination im Zahlensymboltest (Abb. 4) werden bis zur 5. Stunde unter Lormetazepam weniger Eintragungen als unter Plazebo erzielt.

c) Im Flimmerverschmelzungsfrequenz-Analysator (absteigendes Verfahren; Abb. 5) sinkt die Ermüdungsschwelle unter diejenige von Plazebo.

d) Unter Lormetazepam tendieren die Probanden in ihrer subjektiven Einschätzung der Ermüdungsqualität auf einer visuellen Analogskala, auch 100-mm-Skala genannt (Abb. 6), klar zum Pol ,,todmüde" im Verlauf der ersten 4 Stunden.

Der Sedierungseffekt ist am größten zwischen 0,5 und 1 h; das bedeutet, daß die Anflutung des Wirkstoffes eine starke Sedierung auslöst, die bis zur 4. Stunde allmählich vermindert wird, obwohl sich der Plasmaspiegel ca. 6 Stunden lang nicht wesentlich verändert.

Unverträglichkeitszeichen und Veränderungen der Vitalfunktionen wurden während der Kinetikstudie nicht beobachtet.

2.2 Dosisfindung und Wirknachweis an Probanden und Patienten

Aus einer ersten orientierenden Verträglichkeitsstudie an 7 Probanden (4), ging hervor, daß die Verträglichkeitsgrenze oral in der Wachphase tagsüber bei ca. 5 mg Lormetazepam liegt. 2 der 7 Versuchspersonen hatten unter dieser Dosis mehrfach erbrochen. Um diese Grenze zu erhärten und eine optimale wirksame Dosis mit minimalen Nebenwirkungen zu bestimmen, wurden an Probanden und Patienten Dosisbereiche von 0.5 bis 8 mg Lormetazepam per Einmalapplikation geprüft und später subchronische und chronische Studien angeschlossen.

2.2.1 Einmalapplikation

Die in diesem Zusammenhang größte Dosisfindungs- und Vergleichsprüfung wurde an 240 präoperativen Patienten eines Kreiskrankenhauses durchgeführt (13).
0.5, 1, 2, 4 und 8 mg Lormetazepam wurden untereinander und mit 100 mg Pentobarbital in Gruppen je n = 40 verglichen.

Im folgenden werden die Ergebnisse, die sich auf ein Signifikanzniveau von 5 % beziehen, stichpunktartig dargestellt:

a) Dosisabhängige Verkürzung der Einschlafdauer (vgl. Regressionslinie in Abb. 7)

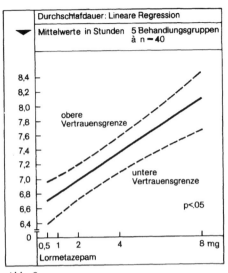

Durchschlafdauer: Lineare Regression

Mittelwerte in Stunden 5 Behandlungsgruppen
à n = 40

obere
Vertrauensgrenze

untere
Vertrauensgrenze

p<.05

8,4 8,2 8,0 7,8 7,6 7,4 7,2 7,0 6,8 6,6 6,4 0

0,5 1   2   4   8 mg
Lormetazepam

Abb. 8

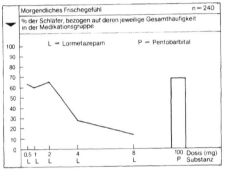

Morgendliches Frischegefühl   n = 240

% der Schläfer, bezogen auf deren jeweilige Gesamthäufigkeit
in der Medikationsgruppe

L = Lormetazepam   P = Pentobarbital

100 90 80 70 60 50 40 30 20 10 0

0,5 1   2   4   8   100 Dosis (mg)
 L   L   L   L   L   P   Substanz

Abb. 9   Abb. 10

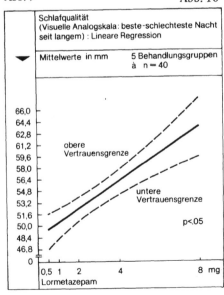

Schlafqualität
(Visuelle Analogskala: beste-schlechteste Nacht
seit langem) : Lineare Regression

Mittelwerte in mm   5 Behandlungsgruppen
à n = 40

obere
Vertrauensgrenze

untere
Vertrauensgrenze

p<.05

66,0 64,4 62,8 61,2 59,6 58,0 56,4 54,8 53,2 51,6 50,0 48,4 46,8 0

0,5 1   2   4   8 mg
Lormetazepam

Es sei darauf hingewiesen, daß die post hoc selektierte Untergruppe „schlechte Schläfer" (n = 46), die zu Hause durchschnittlich 53 Min. zum Einschlafen benötigen, unter 8 mg in 20 Min., unter 4 mg in 26 Min. und unter 2 mg in 15 Min. einschliefen. Die normale Einschlafzeit von sog. „guten Schläfern" (n = 194) wurde von den Versuchspersonen mit 14 Min. eingeschätzt.

b) Dosisabhängige Verlängerung der Durchschlafdauer (vgl. Regressionslinie in Abb. 8)

Bedeutsam ist, daß der durchschnittliche Schlafgewinn zwischen der Gruppe mit 0.5 mg Lormetazepam und 4 mg Lormetazepam über 1 1/2 h beträgt.

c) Reduktion der Aufwachhäufigkeit während der Nacht

Es sei herausgegriffen, daß unter 0.5 mg Lormetazepam 20 %, unter Pentobarbital 38 % und unter 8 mg Lormetazepam 85 % der präoperativen Patienten überhaupt nicht aufwachten.

d) Ein morgendlicher Hangover ist bis 2 mg Lormetazepam kaum zu erwarten, denn das Frischegefühl reduzierte sich merklich erst bei 4 mg Lormetazepam (28 %) und 8 mg Lormetazepam (13 %) (Abb. 9). Für Pentobarbital und 0.5, 1 und 2 mg Lormetazepam lagen die Prozentsätze der jeweiligen Patienten, die sich morgens frisch fühlten, zwischen 60 und 68 %.

e) Dosisabhängige Zunahme der Schlafmittelqualität (vgl. Regressionslinie in Abb. 10)

Die Schlafmittelqualitätsbeurteilung durch den Patienten anhand einer visuellen Analogskala mit den Polen „schlechteste – beste Nacht seit langem", zeigt eine besonders günstige Bewertung von 2 mg Lormetazepam. Die Werte der einzelnen Dosierungen in der Reihenfolge ihres Anstiegs lauten (Lormetazepam = L, Pentobarbital = P; Zahlenangaben = Dosis in mg):

L 1   46 mm
L 0,5   47 mm
P 100   48 mm
L 4   58 mm
L 2   59 mm
L 8   61 mm

f) Im Arzturteil „gute Schlafmittelwirkung" und im Patientenurteil über den Nutzen des Mittels finden sich für die Dosierungen 2 mg, 4 mg und 8 mg Lormetazepam über 90 % Bejahung, während bei Pentobarbital und den niedrigen Lormetazepam-Dosierungen die positive Beurteilung zwischen 35 und 68 % liegt.

Die Werte im einzelnen (Abkürzungen siehe unter e):

Arzturteil „gut":
L 8 (95) = L 4 (95) > L 2 (93) > P (68) > L 1 (53) > L 0.5 (50) [%]

Patientenurteil „hervorragend" oder „gut":
L 2 (80) = L 4 (80) > L 8 (50) > L 1 (38) = P (38) > L 0.5 (25) [%]

Patientenurteil „hilfreich":
L 2 (95) > L 8 (93) > L 4 (90) > P (63) > L 1 (45) > L 0.5 (35) [%]

g) Im Patientenurteil werden 2 mg Lormetazepam vor allen anderen Dosierungen positiv eingestuft. Die Reduktion der Operationsangst zeigte sich deutlich in einer visuellen Angstskala mit den Polen „unerschütterliche Ruhe − schreckliche Angst", besonders bei den „schlechten Schläfern". Die Differenzen konnten allerdings nicht statistisch gesichert werden, da eine randomisierte Zuordnung der schlechten und guten Schläfer auf die Medikationsgruppen nicht möglich gewesen war.

Die Werte der Gesamtstichprobe (n = 240):
prae 64 mm
post 58 mm

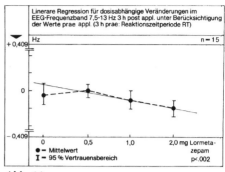

Abb. 11

„schlechte Schläfer" als spezielle Gruppe (n = 46):
prae 77 mm
post 60 mm

h) Die optimale Dosis im Verhältnis von schlaffördernden Wirkungen und Nebenwirkungen lag bei 2 mg Lormetazepam. Als Äquivalenzdosis zu Pentobarbital 100 mg wurden 0.5 mg Lormetazepam mit einem Vertrauensbereich von 0 − 3 mg bestimmt.

Die eben referierten Befunde der oralen Einmalapplikation wurden durch Ergebnisse folgender verschiedener Tag- und Nachtstudien gestützt:

Das quantitative Pharmako-EEG, gewonnen an 15 gesunden männlichen Probanden in einer Doppelblind-Cross-over-Tagesstudie (6) mit 0.5, 1 und 2 mg Lormetazepam sowie 30 mg Flurazepam, zeigte signifikante Dosiswirkungszusammenhänge (Abb. 11)

Unter 0.5 bis 2 mg Lormetazepam reduzierte sich die Primärwelle im 7,5 − 13 Hz-Band (Alpha-Band) in der 3. Stunde post appl. (Reaktionszeitperiode RT) gemäß einem linearen Regressionsmodell mit p < .002. Die verschiedenen Behandlungen konnten anhand mehrerer Pharmako-EEG-Parameter deutlich voneinander getrennt werden (Abb. 12).

Die t-Profile von 1 und 2 mg Lormetazepam ähnelten denen von Phenobarbital und Metaqualon, besonders aber

Vergleich von 0.5 mg. 1.0 mg und 2.0 mg Lormetazepam, 30 mg Flurazepam und Behandlungsplacebo gegeneinander jeweils zu 1 h, 3 h und 6 h post medicationem n = 12

Behandlung →		Behandlungsplacebo		Lormetazepam 0.5 mg		Lormetazepam 1.0 mg		Lormetazepam 2.0 mg	
		RR	RT	RR	RT	RR	RT	RR	RT
Lormetazepam 0.5 mg	1 h 3 h 6 h	+	+	////	////	////	////	////	////
Lormetazepam 1.0 mg	1 h 3 h 6 h			+	+	////	////	////	////
Lormetazepam 2.0 mg	1 h 3 h 6 h	+ +	+ +	+ +	+ +			////	////
Flurazepam 30.0 mg	1 h 3 h 6 h					+			+

Erklärung: RR = EEG-Ruheperiode   RT = EEG-Reaktionszeitperiode
+ = Unterschied zwischen den Behandlungen (Signifikanzniveau p≤0.5)
leeres Feld = kein bedeutsamer Unterschied zwischen den Behandlungen

Abb. 12

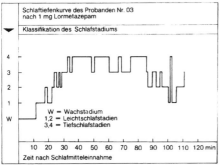

Abb. 13

	Medikation	Lormetazepam	Flurazepam	Placebo	p
Parameter					
% Verweildauer in Stadium 1 (Leichtschlaf)		23,61	26,65	38,47	p<006
% Verweildauer in Stadium 3 (Tiefschlaf)		33,48	31,70	11,11	p<006
% Verweildauer in Stadium 3 u. 4 (Tiefschlaf)		41,72	32,77	19,59	nicht geprüft
% Verweildauer in Stadium 2,3 u. 4 (Spindelschlaf)		64,97	63,20	41,82	nicht geprüft
Einsetzen des Stadiums 3 (Tiefschlaf) nach Registrierungsbeginn in Min.		29	37	46	nicht geprüft

Abb. 14

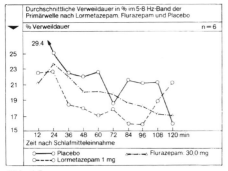

Abb. 15

2.6

denen von 30 mg Flurazepam, wobei Lormetazepam 2 mg mehr quantitative Effekte zu zeitigen schien.

Die sedierenden Eigenschaften konnten in derselben Untersuchung anhand von psychologischen Parametern auf einem statistischen Entscheidungsniveau von 5 % bestätigt werden: die Zeiten für Umstecken und die Reaktionszeiten auf Licht und Ton verlängerten sich, die Anzahl der Treffer im Tappingtest reduzierte sich ebenfalls. Im Zielpunktieren wurden die Durchführungs- und die Fehlerdauer verlängert und die Anzahl der richtigen Treffer vermindert. Im Rechentest von Pauli wurden für die Rechenleistung ohne und mit Gedächtnisfaktor die Anzahl der angefangenen Aufgaben sowie der richtigen Lösungen signifikant gesenkt. Flurazepam verhält sich ähnlich wie Lormetazepam 2 mg, jedoch quantitativ weniger ausgeprägt.

Eine doppelblinde Dreifach-Crossover-Nachtstudie (5) an 6 gesunden männlichen Probanden mit 1 mg Lormetazepam, 30 mg Flurazepam und Plazebo zeigte in den automatischen sleep prints des Einschlaf-EEG über 2 h von ca. 22.00 bis 24.00 h klare Ergebnisse. Als Beispiel eines sleep print wurde die Schlaftiefenkurve des Probanden Nr. 03 in Abb. 13 unter 1 mg Lormetazepam gewählt.

Als Resultate ergaben sich:

a) weniger Leichtschlafstadium 1 unter Lormetazepam als unter Flurazepam und Plazebo (24 < 27 < 38 %; p < .006; Abb. 14).

b) mehr Tiefschlafstadien 3 unter Lormetazepam als unter Flurazepam und Plazebo (33 > 32 > 11 %; p < .006),

c) Beginn des Schlafstadiums 3 schneller als unter Flurazepam und Plazebo (29 > 37 > 46 Min.; die Differenzen sind nicht statistisch geprüft worden).

d) Die Durchschnittsverweildauer in % im 5 – 8 Hz-Band (Theta-Band) lag unter beiden Substanzen niedriger als unter Plazebo (Abb. 15). Die Differenzen sind statistisch nicht geprüft worden.

Die gestrichelte Linie zwischen den kreisförmigen Markierungen stellt 1 mg Lormetazepam dar, das meistenteils unter den Werten von Flurazepam und Plazebo verläuft.

Eine weitere Nachtstudie zur oralen Einmalapplikation mit 33 Probanden und 4 Dosierungen von Lormetazepam und je 3 Dosierungen von Flurazepam und Flunitrazepam wurde von Kubicki et al. (9) durchgeführt. Die Ergebnisse der Ganznacht-EEG-Ableitungen sowie der psychologischen Tests und Fragebögen werden in einem gesonderten Referat erörtert.

2.2.2 Mehrfachapplikation (subchronische und chronische Anwendung)

Unter Einmalapplikation wird relativ risikoarm angeprüft. Trotz der Gefahren der unkontrollierten Einnahme, des Mißbrauchs bis zum Suizid, der Toleranz- und Suchtentwicklung sowie nicht kalkulierbarer Nebenwirkungen ist die Überprüfung der Langzeitanwendung eines Medikamentes eine unumgängliche Forderung innerhalb der klinischen Prüfung eines Medikamentes. Unter dem Gesichtspunkt der Mehrfachapplikation von Lormetazepam wurden drei Studien an ambulanten Patienten und latent schlafgestörten älteren Probanden initiiert.

Multizentrische Studie an ambulanten schlafgestörten Patienten

62 Patienten im Alter von 20 bis 60 Jahren mit mindestens 2-monatigen Schlafstörungen – jedoch ohne andere gravierende Begleiterkrankungen – wurden multizentrisch in (ca. 20) freien Arztpraxen 4 Wochen lang behandelt (Heidrich et al. (1)). Sie erhielten nach einer Woche Washout-Plazebo in 2 unabhängigen Gruppen entweder 2 mg Lormetazepam oder Plazebo. Daran schloß sich eine Withdrawal- oder Absetzphase von 1 Woche unter Plazebo an. Zum wöchentlichen Arztbesuch waren die Patienten-Tagebücher mit den täglich auszufüllenden Skalen über Schlafqualität und Hangover morgens und tagsüber mitzubringen. Vom Arzt wurden Behandlungsverlauf und Nebenwirkungen notiert. Die Ergebnisse basieren auf Kovarianzanalysen mit den Baseline-Werten der Vorplazebowoche, dem Alter und der Körpermasse als Ko-Variablen und einem statistischen Entscheidungsniveau von $p < .05$. Lormetazepam bewirkte stichwortartig aufgezählt folgende Verbesserungen im Schlafverhalten:

a) Verkürzung der Einschlafdauer (Abb. 16) von ca. 45 Min. prae appl. auf ca. 16 Min. post appl. Die Werte entsprechen den Angaben der „schlechten

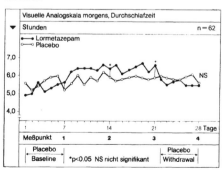

Abb. 16

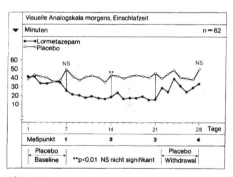

Abb. 17

2.7

Schläfer" aus der Studie mit präoperativen Patienten. Bemerkenswert ist, daß sich die Werte in der Withdrawal-Phase sofort wieder den Baseline-Plazebowerten nähern und mit Plazebo gleich verlaufen.

b) Verlängerung der Durchschlafzeit (Abb. 17) von ca. 5,5 h auf 6,5 h und mehr.

c) deutliche Verbesserung der Schlafqualität „schlechteste — beste Nacht seit langem" (Abb. 18):

d) Reduktion des morgendlichen Müdigkeitsgefühls (Abb. 19) d.h. des sog. morgendlichen Hangover, auch als Unausgeschlafensein des Schlafgestörten apostrophiert.

e) Zunahme des Frischegefühls tagsüber (Abb. 20) gegenüber den sonst verspürten Müdigkeits- und Mattigkeitsgefühlen.

f) Verbesserung im Urteil über Konzentriertheit und Leistungsfähigkeit tagsüber (Abb. 21) versus Zerfahrenheit und Leistungsfähigkeit.

g) Zunahme des Gefühls von Ruhe und Gelassenheit im Gegensatz zum täglichen Gefühl der Zerfahrenheit und des erregten Angespanntseins des Schlafgestörten (Abb. 22)

h) Nichtbeeinflussung von systolischem und diastolischem Blutdruck (Übersicht zu den Ergebnissen in Abb. 23)

Die Patienten wachten auch seltener auf (siehe Abb. 23, 4. Zeile). Rebound- und Toleranzeffekte waren nicht zu vermerken.

Die Befunde aus dieser Studie können durch zwei Untersuchungen, die unter Oswald et al. (10) abliefen, anhand des Vergleiches zu Flurazepam ergänzt und differenziert werden.

Ganznacht-EEG-Studie

In einer Ganznacht-EEG-Studie (10) wurden neun ältere gesunde Probanden (57 bis 66 Jahre) mit leichten Schlafstörungen im Doppelblind-Dreifach-Crossover-Design mit 30 mg Flurazepam, 1 und 2.5 mg Lormetazepam behandelt. Eine Versuchsphase pro Medikament/Dosierungen bestand aus 1 Woche Adaptation, 1 Plazebo-Baseline-Woche, 3 Wochen Verum und 1 Plazebo-Withdrawal-Woche. Zwischen den 3 Medikationsphasen lagen 6 Wochen Pause ohne Medikation.

Folgende Ergebnisse aus den EEG-Parametern sind hervorzuheben (p <.05):

a) Einschlafzeit und Durchschlafzeit in Minuten, Zahl der Übergänge ins Schlafstadium 1 und Wachphasen werden durch die Medikamente/Dosierungen gleichermaßen positiv beeinflußt. Unter Lormetazepam zeigen sich jedoch leichte Reboundwirkungen. Sie gehen innerhalb von drei Tagen wieder zurück, während unter Flurazepam die Werte langsam auf Baseline-Niveau zurückkehren. Dies sei am Beispiel der intervenierenden Wachzeit erläutert (Abb. 24).

b) In der Verringerung der Aufwachhäufigkeit ist Flurazepam leicht überlegen, hingegen leiden unter dieser Substanz die Tiefschlafphasen 3 und 4 (wie in Abb. 25 verdeutlicht), die gegenüber Baseline-Plazebo um ca. 50 % auf 25 Minuten per Nacht reduziert werden. Nach statistischer Überprüfung wurden der sog. Slow-Wave-Sleep unter Lormetazepam nicht wesentlich beeinträchtigt, so daß man von Erhalt dieser Schlafstadien sprechen kann.

c) Die REM-Phasen, bezogen auf die Gesamtschlafdauer, blieben jedoch unter allen 3 Behandlungen unbeeinflußt (Abb. 26).

Faßt man jedoch nur die ersten drei Stunden des Schlafes ins Auge, so wird der REM-Schlaf unter allen drei Medikationen/Dosierungen etwas reduziert und erfährt in der Withdrawal-Phase bei Lormetazepam einen Rebound-Effekt

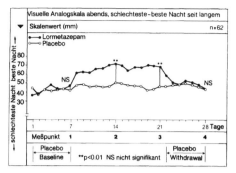

Abb. 18

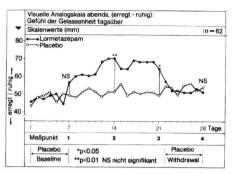

Abb. 22

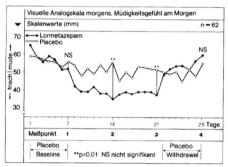

Abb. 19

Zusammenfassung der Ergebnisse   n = 62

Die Lormetazepam - Gruppe im Vergleich zur Placebo - Gruppe	Signifikante Unterschiede zwischen Lormetazepam und Placebo.		
	nach 1 Woche Verum/Pla.	nach 2 Wochen Verum/Pla	nach 1 Woche Pla. /Withdrawal
hatte besser geschlafen	**	**	NS
war morgens frischer	**	**	NS
hatte länger geschlafen	*	*	NS
ist seltener aufgewacht	**	**	NS
war tagsüber ruhiger	**	*	NS
konnte konzentrierter arbeiten	**	**	NS
war tagsüber frischer	**	**	NS
hatte kürzere Einschlafzeiten	**		NS
Blutdruck systolisch	NS	NS	NS
Blutdruck diastolisch	NS	NS	NS
	**$p<0.01$, *$p<0.05$, NS nicht signifikant		

Abb. 23

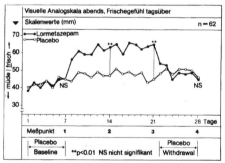

Abb. 20

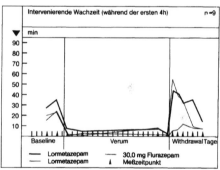

Abb. 24

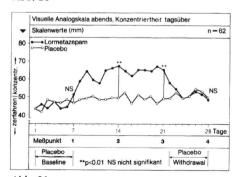

Abb. 21

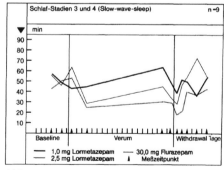

Abb. 25

2.9

und unter Flurazepam eine anhaltende Unterdrückung (Abb. 27).

Die psychologischen Effekte, erhoben mit visuellen Analogskalen, zeigen die fortgesetzte Beeinträchtigung der morgendlichen Frische durch Flurazepam ($p < .05$; Abb. 28). Nach klinischem Eindruck bleibt dort der Hangover auch tagsüber als verringerte Konzentrationsfähigkeit bestehen, wie auch aus Abb. 29 zu entnehmen ist.

Die bei Barbituraten bekanntermaßen in der Entzugsphase entstehenden Ängste traten unter den hier verwendeten Benzodiazepinen nicht auf.

Studie zur psychischen Leistung tagsüber nach Lormetazepam und Flurazepam.

Dasselbe Design, jedoch mit einer zusätzlichen Plazebogruppe, prüfte den Hangover und die psychischen Leistungen morgens und tagsüber an 12 Probanden (10). Im wesentlichen zeigte sich, daß der Hangover-Effekt unter Flurazepam über 21 Tage sehr stark auftritt, während er unter Lormetazepam praktisch bedeutungslos ist. Dies sei am auditiven Vigilanztest veranschaulicht, in dem sich die Treffer-Tagesmittelwerte senken (Abb. 30), wohingegen sich im Zahlensymboltest die Anzahl der richtigen Kodierung unter Flurazepam gegenüber Plazebo reduziert (Abb. 34).

Insgesamt zeigen die beiden eben referierten Studien, die parallel abliefen, eine Gleichwertigkeit der Schlafinduktion im EEG zwischen Lormetazepam 1 mg, bzw. 2.5 mg, und 30 mg Flurazepam, aber einen starken Hangover und psychische Leistungsminderung morgens und tagsüber unter Flurazepam.

2.3 Verträglichkeit und Nebenwirkungen

Der sog. Hangover ist bei Schlafmitteln eng assoziiert mit Nebenwirkungen und Verträglichkeitsaspekten.

In einer ersten orientierenden Studie von Itil et al. (4) zur Verträglichkeit zeigte sich die Zunahme der Symptome im Laufe der Dosiserhöhung, wobei Erbrechen bei 5 mg notiert wurde (Abb. 32).

Die Studie war allerdings nicht kontrolliert, so daß stets vorhandene Plazebo-Effekte nicht abgezogen werden konnten.

Die 240 präoperativen Patienten (13) zeigten signifikant mehr Nebenwirkungen nur in den Dosierungen 4 und 8 mg (Abb. 33).

Die häufigsten Nebenwirkungen waren Schwindel, Benommenheit und Kopfschmerz. Amnesie und Ataxie traten nur einmal auf. In der multizentrischen Studie an 62 ambulanten schlafgestörten Patienten waren unter 2 mg Lormetazepam ebenfalls Schwindel und Benommenheit am häufigsten, jedoch nicht signifikant gegenüber Plazebo erhöht (Abb. 34).

In den beiden Studien von Oswald et al. (10) sowie in einer Studie bei Jovanovic et al. (7) waren insgesamt 3 Verkehrsunfälle zu beklagen, die alle auf Flurazepam 30 mg nach längerer Einnahme zurückzuführen waren.

Zusätzliche Langzeitverträglichkeitsstudien von 12 Wochen bis zu 6 Monaten (11) Anwendungsdauer zeigten, daß Vitalfunktionen und Laborwerte nicht beeinträchtigt werden und die Entwicklung von Toleranz und psychischer Abhängigkeit nicht nachweisbar war.

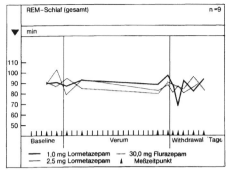

Abb. 26

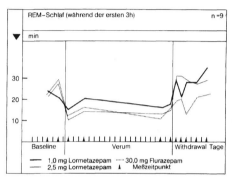

Abb. 27

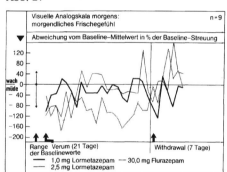

Abb. 28

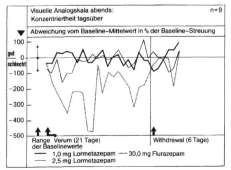

Abb. 29

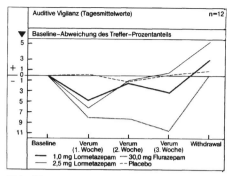

Abb. 30

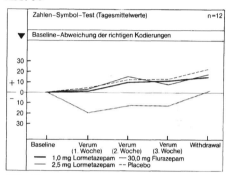

Abb. 31

Gravierende Unverträglichkeitszeichen

	Lormetazepam				Nitrazepam		Flur-azepam
	1 mg	2 mg	3 mg	5 mg	5 mg	10 mg	60 mg
Schwindel	+	+	+	+	+	+	+
Übelkeit	+		+	+		+	
Sehstörungen			+	+		+	+
Sprechstörungen			+	+		+	+
Schluckbeschwerden			+				
Parästhesie			+			+	
Koordinatiosstörungen			+	+			+
Atembeschwerden			+				
Erbrechen			+				
Absolute Zahl/Grav. Unverträgl. Symptome	2	1	7	7	1	5	4

+ Dieses Symptom ist einmal oder mehrmals in den 3 Fragebogen vermerkt worden

Abb. 32

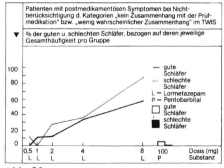

Abb. 33

2.11

2.4 Einfluß auf die Verkehrstüchtigkeit und Wechselwirkung mit anderen Medikamenten

Der Einfluß auf die Verkehrstüchtigkeit wurde von Willumeit et al. (14) in einer Studie am Fahrsimulator im Doppelblind-Dreifach-Crossover-Verfahren an 12 Probanden untersucht.

Nach 7-tägiger abendlicher Einnahme, die durch Riboflavin zusätzlich kontrolliert worden war, zeichneten sich folgende Ergebnisse ab, denen ein Signifikanzniveau von $p < .10$ zugrunde lag:

a) unter 2 mg Lormetazepam werden mehr Aufgaben gelöst als unter Plazebo und 30 mg Flurazepam (Abb. 35).

b) unter Flurazepam waren die Reaktionszeiten gegenüber Plazebo und Lormetazepam offensichtlich verlangsamt (Abb. 36).

2.5 Alt-Jung-Vergleichsuntersuchungen

Bei einem Vergleich einer Gruppe von 60 älteren Patienten über 55 Jahren mit einer Gruppe jüngerer Patienten von 21 bis 55 Jahren, konnte gezeigt werden, daß 0.5 mg Lormetazepam bzgl. Schlafwirkung und Hangover bei der älteren Generation als günstigste Dosis anzusehen (Abb. 37), während bei den Jüngeren (Abb. 38) am ehesten 1 mg zu empfehlen waren (8).

2.6 Interferenzuntersuchungen

Zum Studium der Interferenz zwischen Lormetazepam und anderen Basismedikationen, die vom Patienten über längere Zeit eingenommen werden müssen, wurden Studien mit Antipyrin und Reserpin angelegt. Nach 14-tägiger oraler Einnahme von 2 mg Lormetazepam wurde keine Induktion des mikrosomalen Enzymsystems (Antipyrinhalbwertszeit) gefunden (16). Wechselwirkungen zwischen Lormetazepam und diuretikhaltigen Reserpinpräparaten konnten nicht festgestellt werden (15).

Diskussion

Der derzeitige, hier selektiv berichtete Stand der klinischen Prüfung von Lormetazepam (oral) beruht auf der Auswertung von über 100 Probanden und über 1300 Patienten.

Der Wirknachweis von Lormetazepam als Nachtsedativum ist erbracht. Nach Patientenurteil und mit Rücksicht auf die Relation zwischen schlaffördernden Effekten und Nebenwirkungen stellt sich als optimale Dosis 0.5 bis 2 mg Lormetazepam heraus, 4 und mehr mg Lormetazepam bringen keine wesentliche Wirkverbesserung, aber eine Erhöhung der Nebenwirkungsrate. In einer Dosierung von 0.5 mg ist Lormetazepam für ältere Patienten mit leichten Schlafstörungen gedacht, während 1 mg für jüngere Erwachsene und 2 mg bei Patienten mit schweren chronischen Schlafstörungen und im prä- und postoperativen Milieu angezeigt erscheinen. Die große therapeutische Breite von Lormetazepam erlaubt es, die Dosen individuell zu verdoppeln.

Der chronischen Anwendung bis zu 6 Monaten steht nichts im Wege. Nach 3 Wochen zeichnen sich jedoch Reboundeffekte ab. Im allgemeinen wird man bei Lormetazepam wie bei allen anderen Benzodiazepinen grundsätzlich eine Intervall-Applikation „nach Bedarf" empfehlen und von einer langfristigen kontinuierlichen Einnahme abraten.

Abb. 34

Spontan berichtete Nebenwirkungen n = 62	Pla. Baseline 7. Tag	1 Woche Lorm/Pla. 14. Tag	2 Wochen Lorm/Pla. 21. Tag	Pla. Withdraw. 28. Tag
Müdigkeit	●	●●●	●	●●
Benommenheit	●	●●●	●	●●
Kopfschmerzen	●		●	●
Schwindel	○	●●● ○	●● ○○	●● ○
Schlafstörungen	● ○○	● ○○	○○	● ○
Nervosität	○		○	
Unruhe		●		
Herzklopfen		●		
Mundtrockenheit		●		
Gliederschwere		●		
Depress. Verstimm.		○		
Konzentr.schwäche				●
Gesamthäufigkeit	4 4	14 4	5 5	8 2

● Lormetazepam - Gruppe
○ Placebo - Gruppe

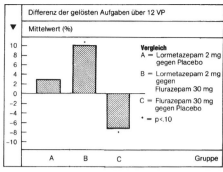

Abb. 35

Differenz der gelösten Aufgaben über 12 VP
Mittelwert (%)

Vergleich
A = Lormetazepam 2 mg gegen Placebo
B = Lormetazepam 2 mg gegen Flurazepam 30 mg
C = Flurazepam 30 mg gegen Placebo
* = $p < .10$

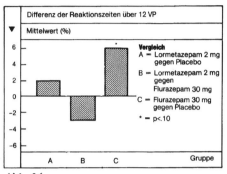

Abb. 36

Differenz der Reaktionszeiten über 12 VP
Mittelwert (%)

Vergleich
A = Lormetazepam 2 mg gegen Placebo
B = Lormetazepam 2 mg gegen Flurazepam 30 mg
C = Flurazepam 30 mg gegen Placebo
* = $p < .10$

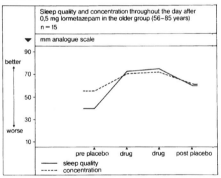

Abb. 37

Sleep quality and concentration throughout the day after 0,5 mg lormetazepam in the older group (56–85 years)
n = 15
mm analogue scale
better — worse
pre placebo   drug   drug   post placebo
—— sleep quality
---- concentration

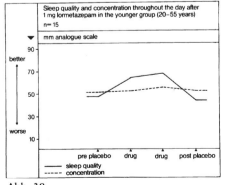

Abb. 38

Sleep quality and concentration throughout the day after 1 mg lormetazepam in the younger group (20–55 years)
n = 15
mm analogue scale
better — worse
pre placebo   drug   drug   post placebo
—— sleep quality
---- concentration

Gegenüber Flurazepam ist der fehlende Hangover und die überlegene Verträglichkeit herauszustellen.

Zusammenfassung

Der vorliegende Bericht über klinische Studien mit Lormetazepam als oral verabreichtem Sedativum bezieht sich auf Daten, die bei über 100 Probanden und 1300 Patienten erhoben wurden.

Es steht außer Frage, daß Lormetazepam ein hochwirksames Nachtsedativum ist.

Der Dosisbereich liegt zwischen 0,5 mg (für ältere Patienten), und 2 mg (für Patienten mit schweren chronischen Schlafstörungen und Patienten im prä- und postoperativen Zustand). Die große therapeutische Breite erlaubt es, im individuellen Fall die Dosis zu verdoppeln.

Regelmäßige Einnahme von Lormetazepam über einen Zeitraum von 6 Monaten ist unbedenklich; nach 3wöchiger Einnahme lassen sich leichte Reboundeffekte erkennen.

Besonders gegenüber Flurazepam ist das Fehlen von Hangoverwirkungen und Begleitsymptomen klinisch bedeutsam.

Summary

The clinical studies with oral lormetazepam selectively reported here, represent the data from over 100 subjects and over 1300 patients.

The evidence to support the claim that lormetazepam is an effective night sedative is now conclusive. The optimal dose range was found to be between 0.5 mg (for older patients) and 2 mg (for patients with severe chronic sleep disturbances, and patients in a pre- and post operative setting). Because of the considerable bandwidth of therapeutic action, doses can be doubled in each individual case.

Continuous use of lormetazepam over 6 months causes no problems, but after a drug consumption of 3 weeks, slight rebound effects begin to appear.

The lack of hangover and side effects compared to flurazepam are especially significant clinically.

Referenzen

(1) Heidrich. H., Ott, H., Beach, R.C.:
Lormetazepam– A Benzodiazepine Derivative Without Hangover Effect? A double-blind study in a general practice setting.
Int.J.Clin.Pharmacology and Biopharmacy (accepted for publication in 1980)

(2) Herrmann, W.M., Kurowski, M., Irrgang, U., Ott, H.:
Verlauf elektroenzephalographischer Wirkungsparameter nach einmaliger oraler Applikation des Benzodiazepinderivates Lormetazepam an 5 Probanden während einer humankinetischen Untersuchung mit ^{14}C-markierter Substanz.
Schering Pharmaforschungsbericht Nr. 3640

(3) Itil, T.M. (1974):
Quantitative pharmaco electroencephalography. In: Psychotropic Drugs and the Human EEG. Mod. Probl. Pharmacopsychiat., T.M. Itil (Ed.), Karger, Basel-New York, Vol. 8, pp 43-75

(4) Itil, T.M., Akpinar, S., Sungurbey, K., Dedeoglu, E., Huque, M., Kunitz, A., Ott, H.:
Single And Chronic Rising Dose Tolerance Studies With Lormetazepam Using Quantitative Pharmaco-EEG.
Schering Pharmaforschungsbericht Nr. 2473

(5) Itil, T.M., Aykut, G., Huque, M., Polvan, N., Ott, H.:
Summary Report On The Pilot Study With Lormetazepam.
Schering Pharmaforschungsbericht Nr. 2789

(6) Itil, T.M., Aykut, G., Huque, M., Polvan, M., Ott, H.:
Summary Report On Quantitative Pharmaco-EEG With Lormetazepam.
Schering Pharmaforschungsbericht Nr. 2790

(7) Jovanovic, U.J. Heidrich, H., Ott, H., Stephan, K.:
Der Nachtschlaf unter Lormetazepam im Vergleich zu Flurazepam, Nitrazepam und Triazolam während siebzehntägiger Medikation.
Schering Pharmaforschungsbericht Nr. 4209

(8) Jovanovic, U.J., Ott, H., Heidrich, H., Stephan, K., Schratzer, M.:
Age-Specific Doses of Lormetazepam as a Night Sedadive in Cases of Chronic Sleep Disturbances. Waking and Sleeping (accepted for publication in 1980)

(9) Kubicki, St., Ott, H., Schratzer, M.:
Zur Dosiswirkungsbeziehung von Lormetazepam, Flurazepam und Flunitrazepam anhand von Ganznacht-EEG und Fragebogen.
In: Doenicke, A., Ott, H. (1980):, Lormetazepam (Noctamid®)
Springer-Verlag, Berlin, Heidelberg, New York (1980), 6.1-6.7

(10) Oswald, I., Adam, K., Borrow, S., Idzikowski, G.:
The Effects of two Hypnotics on Sleep, Subjective Feelings and Skilled Performance.
In: Passouant, P., Oswald, I. (1979): Pharmacology of the States of Alertness. Pergamon Press, Oxford, 51-63

(11) Oswald, I., Rosenow, D.E., Ott, H.:
Sechsmonatige Langzeitwirkung und Verträglichkeit von Lormetazepam im Vergleich zu Nitrazepam und Plazebo.
Schering Pharmaforschungsbericht Nr. 4172

(12) Ott, H.:
Wirkungsverlauf psychologischer Parameter während einer humankinetischen Untersuchung des Nachtsedativums Lormetazepam an Probanden nach einmaliger oraler Applikation.
Schering Pharmaforschungsbericht Nr. 3351

(13) Ott, H., Doenicke, A., Abreß, C., Fischl, R., Hemmerling, K.-G., Fichte, K. (1979):
Lormetazepam bei präoperativen Schlafstörungen. Anaesthesist 28, 29-35

(14) Ott, H., Hemmerling, K.-G.:
Überprüfung der Fahrtüchtigkeit nach Einnahme von Lormetazepam und Flurazepam.
Schering Pharmaforschungsbericht Nr. 3459

(15) Ott, H., Schratzer, M.:
Interaktion von Reserpin-Diuretika-Kombination mit Lormetazepam im Rahmen der Hypertonie-Behandlung.
Schering Pharmaforschungsbericht Nr. 3519

(16) Rosenow, D.E., Paschelke, G., Doenicke, A., Büchele, R.:
Antipyrinhalbwertzeit und Toleranzentwicklung nach vierzehntägiger oraler Gabe von Lormetazepam und Flurazepam bei Probanden.
Schering Pharmaforschungsbericht Nr. 4259

Diskussion

J. Kilian: Nur eine Frage zum Verständnis: Sie sprachen davon, daß Lormetazepam die Angst vor einer Operation nicht mindern könnte. Es ist doch ein richtiges Anxiolytikum, es würde mich wundern, wenn es die Angst nicht nehmen würde.

H. Ott: Wir setzten eine visuelle Analogskala mit den Angstpolen „schreckliche Angst — unerschütterliche Gelassenheit" ein und stellten fest, daß zwar eine Reduzierung der Operationsangst zu verzeichnen war, dieser Unterschied aber statistisch aufgrund des Designs nicht geprüft werden konnte, ohne biometrische Voraussetzungen zu verletzen. Unsere experimentelle Stichprobe von 240 Patienten wurde post hoc aufgrund der Anamnese in sog. „gute" — und „schlechte Schläfer" unterteilt. Die Gruppe der schlechten Schläfer, ca. 50 Patienten, zeigte eine stärkere Angstreduktion als die guten Schläfer. Auch war das Ausgangsniveau bei den schlechten Schläfern in der visuellen Analogskala höher als das der guten Schläfer, d.h. ein Zeichen stärkeren Angstempfindens. Man wird also aufgrund der klinischen Inspektion der Daten sagen können, daß Lormetazepam anxiolytische Eigenschaften aufweist. Darüber hinaus stellten wir fest, daß die Interview-Situation nicht optimal war, denn die Patienten lagen mit anderen zusammen und gestanden nur ungern vor den anderen Patienten ihre Ängste ein. Diesem Umstand müßte in einer zukünftigen Untersuchung mit einem für diese Angsterhebung adäquaten Prüfdesign Rechnung getragen werden.

D. Kettler: Da hätte ich eine Zusatzfrage: Hatten sie alle gleichviel Angst oder war bei beiden Gruppen keine Angst da. Gleichwenig oder gleichviel Angst, weil Sie sagten, die Patienten hätten Angst, diese zu äußern. Darf ich davon ausgehen, daß beide Gruppen gesagt haben, sie hätten keine Angst?

H. Ott: Dies wäre nicht richtig. Daß wir kein absolutes Maß für Angst haben, ist ein generelles Problem, das die visuelle Analogskala mit vielen psychologischen Skalen teilt. Die Angstskala erfaßt die Angst nur relativ zwischen verschiedenen Gruppen und ihren unterschiedlichen Einflußfaktoren im kontrollierten Design. Wir haben die Angst vor Einnahme von Lormetazepam am Abend mit der Angst am Morgen, nachdem die Patienten aufgewacht waren und die Operation unmittelbar bevorstand, verglichen. Die Differenz war bei den schlechten Schläfern deutlich größer. Auf der Angstskala waren die Durchschnittswerte durch Lormetazepam von einem höheren Ausgangswert zu einem niedrigerem Endwert verschoben worden, während die normale Stichprobe, die guten Schläfer, keinen so hohen Ausgangswert am Vorabend, aber auch keine so starke Reduzierung wie die schlechten Schläfer hatte. Das Endniveau beider Gruppen war ungefähr gleich.

W.M. Herrmann: Dazu eine kurze Bemerkung: Ich glaube, daß wir den anxiolytischen Eigenschaften von Lormetazepam in dieser Versuchssituation nur eine ganz spezielle Bedeutung zumessen können. Die Messung der anxiolytischen Eigenschaften in dieser präoperativen Situation ist äußerst schwierig. Hier ist ein methodischer Ansatz gewählt worden, der, wenn man ihn weiterverfolgt, sicher vielversprechend sein kann.

B. Grote: Ich finde, daß wir uns als Kliniker leicht täuschen lassen. Wir müssen nämlich zwei Dinge auseinanderhalten, einerseits die Sedierung im Sinne von Müdigkeit und andererseits Anxiolyse. Wir meinen oft, daß ein Patient, der schläfrig in den Operationssaal kommt, dann auch keine Angst mehr habe. Wenn man die Patienten dann aber befragt - manche zittern sogar - sagen sie zuerst, ihnen sei kalt, wenn man dann aber nachfragt, erfährt man, daß sie

Angst haben. Ich glaube, daß diese Angst zu sehr tabuisiert wird, insbesondere bei Männern — ein Erwachsener hat eben keine Angst. Wir sollten also Anxiolyse betreiben, ohne die Patienten zu ermüden; das erscheint mir außerordentlich wichtig. 1970 ist eine Untersuchung erschienen, in der festgestellt wurde, was Patienten als das Unangenehmste im Zusammenhang mit einer Operation empfinden. 46 % gaben die Angst vor der Operation an, aber nur 21 % die postoperativen Schmerzen als Hauptbeschwerden. Die Ergebnisse bestätigen also die Wichtigkeit der Anxiolyse. Über Lorazepam ist eine Arbeit erschienen, die versucht hat, Anxiolyse mittels Plethysmographie zu messen. Das scheint mir ein vernünftiger Ansatz zu sein, wenn man die Anxiolyse über den Weg der Freisetzung von Aminen und die Vasokonstriktoren objektiviert.

W.M. Herrmann: Mit den heute zur Verfügung stehenden Substanzen, Benzodiazepinen, Barbituraten oder Meprobamat, ist Anxiolyse nach akuter Gabe nur in Kombination mit Sedierung möglich. Eine Anxiolyse nach akuter Gabe ohne gleichzeitige Sedierung bzw. Tranquillisierung gibt es nicht. Die Skalen, mit denen wir die Anxiolyse messen, messen gleichzeitig auch die sedierenden Eigenschaften dieser Substanzen.

H. Ott: Herr Grote, ich möchte noch kurz darauf eingehen, daß die Objektivierung auch bei subjektiven Meßmethoden möglich ist und daß Angst prinzipiell auf verschiedenen Ebenen gemessen werden muß. Plethysmographie allein reicht also nicht aus. Die vom Patienten emotional und kognitiv erlebte Angst muß ebenfalls anhand quantifizierbarer Angstskalen erfaßt werden. Dies scheint m.E. sogar die zentrale Operationalisierung von Angst zu sein.

3 Benzodiazepine in der Anaesthesie
Suttmann, H.

Während der Operation sowie in der prä- und postoperativen Phase obliegt dem Anaesthesisten die Führung des Patienten im gleichen Maße wie dem Chirurgen. Nur aus einer differenzierten Kenntnis der Grund- und Begleiterkrankungen heraus, kann die individuelle Einschätzung des Operationsrisikos vorgenommen werden. Sie bedingt eine dem Einzelfall angepaßte Narkoseführung. Auf diese Weise sind auch Eingriffe an Risikopatienten mit gutem Erfolg möglich. In der Entwicklung schonender Narkoseformen nehmen die Benzodiazepine einen bedeutenden Platz ein (1,2,5,8).

Prä- und postoperative Sedierung
Neben den Neuroleptika wurde mit der Einführung der Benzodiazepine in die Anaesthesie eine weitere Wirkstoffklasse aus der Gruppe der Psychopharmaka übernommen. Die breite Anwendung führte bald zu einer schärferen Trennung in der Verordnung von „major" (Neuroleptika) und „minor" (z.B. Benzodiazepine) Tranquilizern (6). Ihrem Wirkprofil entsprechend bleiben die Neuroleptika auf die Behandlung psychotischer Krankheitsbilder beschränkt, während den Benzodiazepinen der Bereich reaktiver psychischer Regulationsstörungen und ihrer vegetativen Folgeerscheinungen zufällt.

Gegen dieses therapeutische Prinzip aus der Psychiatrie wird in der Anaesthesie bei der Prämedikation und in der postoperativen Therapie verstoßen. Wir müssen davon ausgehen, daß es sich bei der Großzahl der zu operierenden Personen um „normale" Patienten handelt. Nur wenn wirklich eine psychische Erkrankung vorliegt, z. B. auf dem Boden einer Cerebralsklerose, ist der Einsatz von Neuroleptika gerechtfertigt. Dem gesunden Patienten sollten die subjektiv als sehr unangenehm empfundenen Nebenwirkungen wie Akathisie und Frühdyskinesie erspart bleiben (3). Die Furcht vor der Operation muß als eine durchaus adäquate Reaktion gewertet werden. Diese Furcht und die damit verbundenen vegetativen Reaktionen können dem Patienten, ohne ihn völlig willenlos zu machen, genommen werden (Abb. 1).

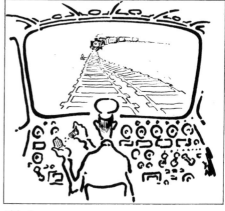

Abb. 1

Während die scheinbare Konfliktlösung durch den breiten Einsatz von Benzodiazepinen im Alltag zu einem mehr soziologischen Problem geworden ist (11), bleibt die Verordnung von Benzodiazepinen in der Anaesthesie auf kurze Zeit begrenzt und dient zur Überwindung eines akuten Ereignisses. Ihre Anwendung scheint in diesem Bereich unbedenklich und ist in Situationen, wie sie vor allem auch durch die Intensivmedizin entstehen, unerläßlich (12). Dennoch sollte man die mögliche Entmündigung des Patienten mit berücksichtigen und bedenken, daß es mit zunehmendem Grad der Sedierung zu einer Reduzierung des Heilungswillens kommt.

Abb. 2

Physiologisches Modell

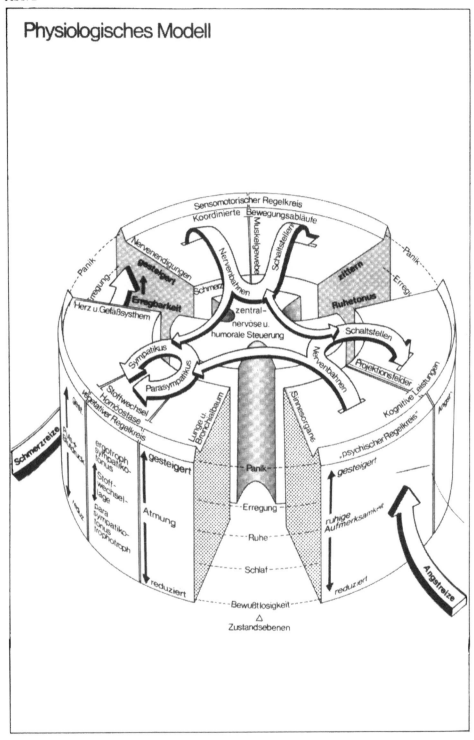

Physiologisches Modell

Bei der Narkoseführung hat man primär auf drei miteinander verknüpfte Regelkreise zu achten. Das physiologische Modell dieser in Abb. 2 dargestellten Regelkreise entspricht den anatomisch-physiologischen Funktionseinheiten. Sie spiegeln in gewisser Weise auch die historische Entwicklung der Narkose wieder. Primär will man mit der Anaesthesie Schmerzsensationen ausschalten und Muskelaktionen unterdrücken. Die Beeinflussung dieser Vorgänge kann an den verschiedenen Gliedern des neuromuskulären Regelkreises vorgenommen werden. Über die reine Schmerzfreiheit hinaus sollen dem Patienten die mit der Operation verbundenen unangenehmen Eindrücke erträglich gemacht werden. Bei der Realisierung dieser Forderung muß zusätzlich in einen weiteren, den „psychischen" Regelkreis, eingegriffen werden. Beachtenswert erscheint, daß neben der pharmakologischen Manipulation an verschiedenen Strukturen dieser Funktionseinheit auch andere, nicht medikamentöse Modalitäten, wie z.B. durch Suggestion, möglich sind. Im dritten Regelkreis sind die zur Aufrechterhaltung der Homöostase dienenden vegetativen Funktionen und ihre zentralnervöse und humorale Steuerung lokalisiert. Sie sollen bei den anaesthesiologischen Maßnahmen primär möglichst wenig beeinflußt werden. Die untrennbare Verknüpfung der verschiedenen Systeme im menschlichen Organismus bringt es aber mit sich, daß jede Beeinflussung einer der Teilfunktionen Reaktionen im übrigen System auslöst. Diese Antworten sind nicht nur als unerwünschte Nebenwirkungen anzusehen, sondern sie können auch als Indikator bei der sorgfältigen Steuerung der Narkose dienen.

Mononarkose

Bei der Inhalationsnarkose geht man davon aus, daß bei systemischer Anwendung eines potenten Inhalationsnarkotikums zuerst die empfindlichen Strukturen im ZNS, in denen das Bewußtsein repräsentiert ist, ihre Funktion einstellen. Mit steigender Dosis werden auch weniger empfindliche Strukturen, wie die Schmerzperzeption und die Muskelaktivität, beeinträchtigt. Gleichzeitig findet in zunehmendem Maße eine Störung der vegetativen Autoregulation statt (Abb. 3). Das schnelle An- und Abfluten der modernen dampfförmigen Narkotika ermöglicht eine einfache Steuerung der Narkose. Dadurch ist zwar die Tiefe des erreichten Toleranzstadiums einstellbar, man muß aber das feste Verhältnis von erwünschten zu unerwünschten Wirkkomponenten des Narkotikums hinnehmen. Mit dem Herbeiführen einer tiefen Bewußtlosigkeit entzieht sich der Funktionszustand einzelner Regelkreise der Beurteilung. Die „balanced anaesthesia" versucht durch den Einsatz hochselektiver Pharmaka eine situationsgerechte Beeinflussung einzelner Teilfunktionen zu erzielen. Nachdem neben der peripheren Schmerzausschaltung mittels Lokalanaesthetika auch eine zentrale Schmerzbeeinflussung durch Opiate ohne komplette Ausschaltung des Bewußtseins möglich ist, rücken Teilaspekte, wie Angst und Erregung, mit ihren Folgereaktionen in den Bereich anaesthesiologischen Interesses. Andererseits erfordern spezielle Operationstechniken, aber auch Begleiterkrankungen bei Risikopatienten, ein selektives Eingreifen, um z.B. den Kreislauf und andere vegetative Regelsysteme gezielt zu beeinflussen. Modellhaft sollen diese Überlegungen an einigen Anaesthesieformen erörtert werden.

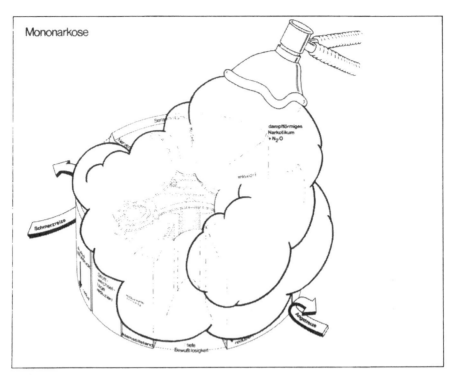

Abb. 3

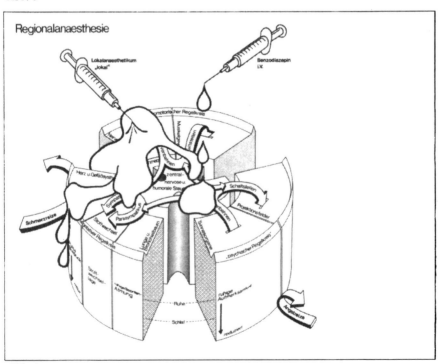

Abb. 4

3.4

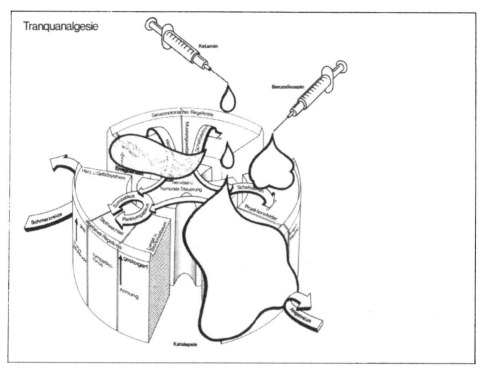

Abb. 5

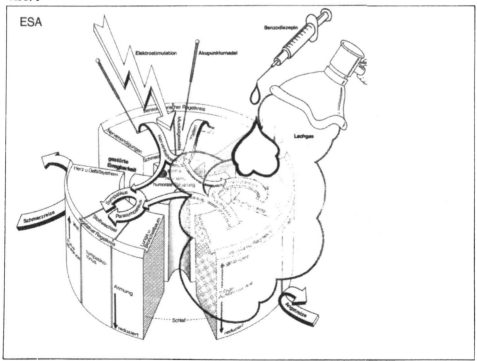

Abb. 6

3.5

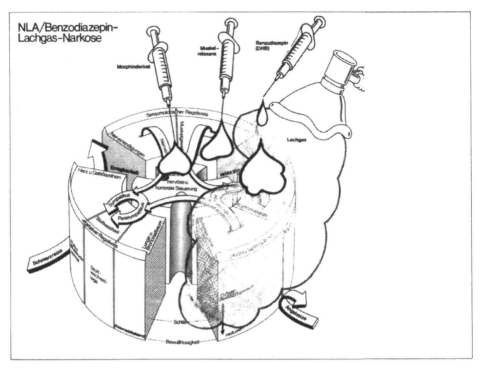

Abb. 7

Regionalanaesthesie

Entscheidend bei der Regionalanaesthesie (Abb. 4) ist die Applikation des Anaesthetikums am Wirkort. Es hemmt peripher die Entstehung und Fortleitung von Aktionspotentialen und blockiert so die Schmerzperzeption und Muskelkontraktion. Aufgrund der anatomischen Situation kommt es, z.B. bei einer hohen Lumbalanaesthesie, wegen der pharmakologischen Sympathektomie zu einem unerwünschten Nebeneffekt auf die Regulation des Kreislaufsystems, der sich durch Blutdruckabfall und Herzfrequenzanstieg bemerkbar macht. Ein zentraler Effekt tritt nur bei akzidenteller Überdosierung auf. Unbeeinflußt von diesem Mechanismus können Angstreize frei auf den Patienten einwirken. Unangenehme

Empfindungen führen zur Umstellung auch im vegetativen Bereich. Der Patient möchte von der Operation lieber nichts sehen und hören. Bleibt der persönliche Einfluß des Anaesthesisten wirkungslos, so kann mit den Benzodiazepinen eine anxiolytische und sedierende Wirkung bei voll erhaltener Kooperationsbereitschaft erreicht werden (13,14).

Tranquanalgesie

Einen anderen Aspekt bietet die Ketaminnarkose (Abb. 5). Der kataleptische Zustand, in den der Patient fällt, ist durch tiefe Bewußtlosigkeit und, wie man annimmt, durch völlige Schmerzfreiheit gekennzeichnet. Es kommt jedoch zu einem zentralen Sympathikotonus, der seinen Ausdruck in vegetativen Begleitreaktionen wie Blutdruckanstieg und vertiefter Atmung findet und mit intensiven Träumen einhergeht, die oft von Angstgefühlen bestimmt sind.

Es stellt sich die Frage, ob nicht doch eine Reizperzeption auf einer niedrigen Integrationsebene stattfindet und die bekannten Begleitreaktionen auslöst. Für diese Möglichkeit spricht die Tatsache, daß die vegetativen Reaktionen durch Fentanylgabe, aber auch durch Benzodiazepine weitgehend gemindert werden können (2).

Elektrostimulationsanaesthesie (ESA)

Die nach wie vor heftig umstrittene Form der Schmerzausschaltung durch Elektrostimulation (4) versucht man mit verschiedenen Modellen zu erklären. Erstens wird die periphere Schmerzunterdrückung durch lokale Stromeinwirkung auf das reizleitende Gewebe diskutiert; zweitens versucht die Gate-Kontroll-Theorie eine zentrale Unterdrückung der Schmerzwahrnehmung im Sinne von Verdeckungsreizen zu veranschaulichen (10). Drittens wird eine humorale Schmerzbeeinflussung durch Endorphinfreisetzung postuliert. In der Anwendung dieses Verfahrens verzichtet man bei der europäischen Variante nicht auf Adjuvantien. Hier kommt den Benzodiazepinen in Verbindung mit Lachgas eine große Bedeutung zu (Abb. 6) (4).

Benzodiazepinnarkose. (Abb. 7)

Eine vornehmlich zentrale Schmerzausschaltung ist durch Morphinderivate möglich. Schmerzreize können bedingt wahrgenommen werden. Die zusätzliche Verabreichung eines Neuroleptikums bei der Neuroleptanalgesie (NLA) versetzt den Patienten in die nötige „Distanz". Über die unerwünschten psychischen Nebenwirkungen hinaus, greifen die Neuroleptika mit ihrer peripheren Gefäßerweiterung und dem konse-

kutiven Blutdruckabfall direkt in den vegetativen Regelkreis ein. Wie die Erfahrungen der letzten Jahre gezeigt haben, können Stoffe dieser Klasse durch Benzodiazepine gut ersetzt werden, ohne daß vergleichbare Nebenwirkungen auftreten (1, 7, 8). Ob sich der potenzierende Effekt der Benzodiazepine mit dem zusätzlich verabreichten Lachgas (15) bei Menschen nachweisen lassen wird, ist noch offen.

Unabhängig davon scheint jedoch nach Mayrhofer (9) gewiß, daß die Benzodiazepin-Fentanyl-Lachgas-Narkose die herkömmliche Neuroleptanalgesie ablösen wird.

Zusammenfassung

Zur prä- und postoperativen Anxiolyse und Sedierung bieten die Benzodiazepine gegenüber den Neuroleptika deutliche Vorteile. Ihr hypnotischer Effekt kann sowohl bei Inhalationsnarkosen als auch bei intravenösen Anaesthesieformen sinnvoll eingesetzt werden. Anhand eines schematischen physiologischen Modells werden die Funktionsveränderungen folgender Narkosevarianten erläutert: Mononarkose, Regionalanaesthesie, Tranquanalgesie, Elektrostimulationsanaesthesie und Neuroleptanaesthesie/Benzodiazepin-Lachgas-Narkose.

Summary

The benzodiazepines show considerable advantages against neuroleptics during pre- and post narcotic periods. The hypnotic effects of the benzodiazepines can be very useful in inhalation narcoses as well as in intravenous anaesthesia. Based on a schematic physiological model the changes in physiological functions of the following types of narcoses are discussed: mononarcosis, regional anaesthesia, electrostimulation anaesthesia and neurolept anaesthesia/benzodiazepine-nitrooxygen-narcoses.

Referenzen

1. Bergmann, H.(1978):
Anwendung und Dosierung von Flunitrazepam im Rahmen der Allgemeinanaesthesie. In: Ahnefeld, F.W., Bergmann, H., Burn, C. Dick, W., Halmügyi, M., Hossli, G., Rügheimer, E. (Hrsg.): Klinische Anästhesiologie und Intensivtherapie 17 — Rohypnol (Flunitrazepam): Pharmakologische Grundlagen — Klinische Anwendung, Springer Berlin, Heidelberg, New York, 130-147

2. Berlin, J., Hillscher, C., Fessl de Alemany, E., Kardruck, A., Bartholome, W. (1977): Tranquanalgaesie als Alternativ-Narkoseverfahren für den Katastrophenfall; Notfall Medizin, 3/4, 153

3. Doenicke, A., Kugler, J., Schellenberger, A., Gürtner, Th., Spiess, W. (1965): Die Erholungszeit nach Narkosen mit Droperidol und Fentanyl; Arzneim.-Forsch. (Drug Res.), 15, 269

4. Doenicke, A., Kampik, G., Praetorius, B., Göb, E., Matusczyk, U. (1976): Elektrostimulationsanaesthesie in der Abdominalchirurgie unter besonderer Berücksichtigung der selektiven proximalen Vagotomie; Anaesthesist, 25, 248

5. Haldemann, G., Hossl, G., Schaer, H. (1977): Die Anaesthesie mit Rohypnol und Fentanyl bei geriatirischen Patienten; Anaesthesist, 26, 168

6. Hippius, H., Meyendorf, R. (1975): Allgemeine Richtlinien für den Einsatz der Psychopharmaka; Med. Welt, 26/25, 1213

7. Hutschenreuter, K., Beerohler, H. (1970): Klinische Erfahrungen mit der Valium-Kombinations-Narkose, Neue klin. Aspekte der Neuroloptanalgesie. Bericht über das IV. Internationale Bremer NLA-Symposion vom 13. bis 15.6.1969, 179

8. Kurka, P. (1978): Klinische Erfahrungen mit Flunitrazepam-Kombinationsnarkosen. In: Ahnefeld, F.W., Bergmann, H., Burn, C., Dick, W., Halmügyi, M., Hossli, G., Rügheimer, E. (Hrsg.): Klinische Anästhesiologie und Intensivtherapie 17 — Rohypnol (Flunitrazepam): Pharmakologische Grundlagen — Klinische Anwendung, Springer Berlin, Heidelberg, New York, 169-178

9. Mayrhofer, O. (1979): Quo vadis i.v. „Narkose", Anaesthesist 28, 1

10. Melzach, R. (1976): Akupunktur und Schmerzbeeinflussung; Anaesthesist, 25, 204

11. Mutschler, E. (1975): Pharmakologie der Psychopharmaka, Med. Welt, 26/25, 1211

12. Patsch, Th., Rügheimer, E. (1978): Anwendung und Dosierung von Flunitrazepam in der Intensivmedizin. In: Ahnefeld, F.W., Bergmann, H., Burn, C., Dick, W., Halmügyi, M., Hossli, G., Rügheimer, E. (Hrsg.): Klinische Anästhesiologie und Intensivtherapie 17 — Rohypnol (Flunitrazepam): Pharmakologische Grundlagen — Klinische Anwendung, Springer Berlin, Heidelberg, New York, 184-191

13. Schulte-Steinberg, O. (1978): Anwendung und Dosierung von Flunitrazepam in Kombination mit Regionalanaesthesie. In: Ahnefeld, F.W., Bergmann, H., Burn, C., Dick, W., Halmügyi, M., Hossli, G., Rügheimer, E. (Hrsg.): Klinische Anästhesiologie und Intensivtherapie 17 — Rohypnol (Flunitrazepam): Pharmakologische Grundlagen — Klinische Anwendung, Springer Berlin, Heidelberg, New York, 179-181

14. Strauss, P., Junker, P., Schartmann, J., Reichelt, W., Potthoff, S. (1975): Analogsedierung in Kombination mit Lokalanaesthesie, Med. Welt, 26/25, 993

15. Stumpf, Ch., Jindra, R., Huck, S., Ewers, H. (1979): Wechselwirkung zwischen Stickoxydul und zentral dämpfend wirkenden Pharmaka, Anaesthesist, 28, 1, 3

4 Leitfaden für klinisch-experimentelle Untersuchungen zur Prüfung von Benzodiazepinderivaten für anaesthesiologische Zwecke an Probanden und Patienten

Suttmann, H., Doenicke, A.

Das weite Wirkungsspektrum der Benzodiazepine – von der Anxiolyse ohne wesentliche Beeinträchtigung der psychomotorischen Leistungsfähigkeit bis zur stark hypnotischen Potenz, die narkoseähnliche Schlafstadien hervorruft – erfordert eine Abgrenzung der speziellen Einsatzbereiche. Entsprechend den Stationen, die der Patient durchläuft, wenn er sich einem operativen Eingriff in Narkose unterzieht, bietet sich eine zeitlich-räumliche Gliederung an. Die situationsgerechte Definition der einzelnen Zeitabschnitte ist somit Voraussetzung für die Durchführung einer klinisch-experimentellen Untersuchung.

Während sich der Untersucher bei klinischer Erprobung am Patienten ohnehin an diesen Ablauf halten muß, kommt es uns darauf an, die klinisch-experimentellen Untersuchungen an Probanden auf spezifisch klinische Situationen abzustimmen.

Präoperative Situation und Prämedikation

Mit der Einweisung ins Krankenhaus ist der Patient einer neuen, ungewohnten Umgebung ausgesetzt. Zusätzlich irritiert ihn die Angst vor der bevorstehenden Operation. Für diese Zeit wäre es wünschenswert, ein Pharmakon zur Verfügung zu haben, das in der Lage ist, den Patienten von Konflikten zu distanzieren und gleichzeitig zu einer realistischen Auseinandersetzung mit der Situation zu befähigen, d.h. jedoch nicht, routinemäßig ein stark sedierendes Medikament in den Tagen vor der Operation zu verabreichen. Erst die Nacht und die letzten Stunden vor dem Eingriff erfordern in der Regel eine Prämedikation. Neben der Anxiolyse ist hier zusätzlich eine sedierende Wirkung erwünscht.

Über die rein klinische Prüfung von Medikamenten auf ihre Tauglichkeit zur Prämedikation, namentlich für die verschiedenen Benzodiazepine, liegen umfangreiche Untersuchungen vor.

Neben den dort angewandten orientierenden Erhebungen der subjektiven Befindlichkeit und des vom Arzt beurteilten Allgemeinzustandes gewinnen in zunehmendem Maße spezifische Methoden der Testpsychologie an Bedeutung.

Die drei Phasen der Narkose

Ein für die **Narkoseinduktion** geeignetes Hypnotikum sollte auch eine zur Intubation **ausreichende Toleranz** beim Patienten bewirken. Für den Routinebetrieb ist weiterhin zu fordern, daß seine Wirkung schnell und zuverlässig eintritt und nach definierter Zeit beendet ist. Bezüglich dieser Merkmale wird eine nur geringe interindividuelle Abweichung gefordert. Die bisher für die Narkoseinduktion untersuchten Benzodiazepine können unter diesem Gesichtspunkt nicht voll überzeugen.

Zur **Aufrechterhaltung** ist vor allem Analgesie und in den meisten Fällen Relaxation erforderlich. Eine Ausschaltung des Bewußtseins unterdrückt unerwünschte vegetative Begleitreaktionen. Die problemlose **Ausgleitung** ist nur möglich, wenn die zuvor i.v. verabreichten Medikamente eine kurze Halbwertszeit besitzen und damit gut steuerbar sind. Diese Voraussetzung ist bei den Benzodiazepinen bisher nicht gegeben. Das wirft die Frage nach einem geeigneten Antagonisten auf. Physostigmin scheint durch seine zentrale Sympathikusstimulation nach Benzodiazepingabe als Antidot wirksam zu sein.

4.1

Die postoperative Zeit

Bei größeren Operationen stellt die postoperative Phase hohe Anforderungen an die Patientenüberwachung. Chirurgische Traumatisierung und medikamentöse Beeinträchtigung der Organfunktionen führen zu einer von Fall zu Fall nur schwer vorhersehbaren Ausgangssituation. Schmerzen und der durch sie hervorgerufene Streß, der bei überschießender Reaktionsweise eine eigene Noxe darstellt, müssen unterdrückt werden. Bisher gelingt es auf i.v. Wege nicht, eine medikamentöse Ausschaltung der Schmerzen ohne gravierende Atemdepression zu erreichen. Die Kombination von Analgetika in kleinen Dosen mit Benzodiazepinen ermöglicht hier eine Verbesserung des Sicherheitsabstands, stellt aber auch keine zuverlässige Lösung des Problems dar. In der gegenwärtigen Lage ist eine möglichst umfassende und kontinuierliche Überwachung während der kritischen Phase zu fordern. Mit technischen Hilfsmitteln und organisatorischen Maßnahmen müssen die pharmakologischen Mängel ausgeglichen werden. Bei kleinen Eingriffen und ambulanter Behandlung stellt sich die Frage der postnarkotischen Verkehrstauglichkeit. Auch hier wären Benzodiazepine mit einer kurzen Halbwertszeit zu begrüßen. Interessant erscheint in diesem Zusammenhang das ambivalente Verhalten dieser Stoffklasse bezüglich der psychomotorischen Leistungsfähigkeit. Während hohe Dosen zu einer deutlichen Reduktion der Leistung führen, bewirken kleine Dosen bei aufgeregten Versuchspersonen, durch ihre entspannende Wirkung, eine deutliche Leistungssteigerung.

Diagnostische Eingriffe

Die große Zahl an diagnostischen Eingriffen, die an einer modernen Klinik durchgeführt werden, betreffen den Fachbereich des Anaesthesisten nur am Rande. Dennoch hat die Prämedikation mit Benzodiazepinen bei solchen Untersuchungen einen modellhaften Charakter. In der Regel zeichnen sich diese Untersuchungen durch geringe Traumatisierung und Schmerzreizung aus, für den Patienten stellen sie jedoch eine erhebliche psychische Belastung dar. Es ist bekannt, daß der Erfolg einer Endoskopie oder Fiberbronchoskopie am wachen Patienten zu großen Teilen von der ruhigen Kooperation des Patienten abhängt.

Beachtung verdienen hier Benzodiazepine mit einer ausgeprägten anxiolytischen Potenz.

Neben der situationsgerechten Prüfung gilt es die Wirkung einer neuen Substanz auf die einzelnen Organsysteme abzuklären. Aus organisatorischen, aber auch aus prinzipiellen meßtechnischen Gründen lassen sich pro Untersuchung nur eine begrenzte Zahl biologischer Parameter pro Versuch erheben. Die Abbildung 1 zeigt die Synopsis aus drei Studien, die mit Lormetazepam durchgeführt wurden. Von praktischer Bedeutung für die Klinik ist die zeitliche Beziehung von Hauptwirkung, dargestellt anhand des Vigilosomnogramms, und Nebenwirkung, repräsentiert durch den intraarteriellen Sauerstoffpartialdruck. Das Verhalten dieser beiden pharmakodynamischen Größen läßt sich aus der pharmakokinetischen Betrachtung, hier repräsentiert durch den Plasmaspiegel, nicht vorbestimmen. Nach i.v.–Applikation ergibt sich in den ersten 7 Minuten, zur Zeit sehr hoher Plasmaspiegel, eine ausgeprägte Beeinflussung der Atmung. Diese Nebenwirkung tritt nach 10 Minuten bei mittleren Plasmaspiegeln deutlich zurück, während der hypnotische Effekt jetzt erst sein Maximum erreicht, um bei ungestörter Atmung   60 Minuten anzudauern.

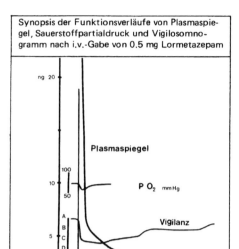

Synopsis der Funktionsverläufe von Plasmaspiegel, Sauerstoffpartialdruck und Vigilosomnogramm nach i.v.-Gabe von 0.5 mg Lormetazepam

Abb. 1

Messung psychischer Funktionen

In Abhängigkeit von Dosierung und Applikationsmodus ergeben sich bei den Benzodiazepinen unterschiedlich ausgeprägte Wirkungen auf folgende neuropsychische Funktionen:
- Aktivierungsgrad (Gedächtnisleistung, Angstempfindung)
- Bewußtseinslage (Schlaf, Narkose)

Eine feine Graduierung dieser Phänomene mit gängigen anaesthesiologischen Untersuchungstechniken ist nicht möglich. Um hier eine differenzierte Aussage machen zu können, muß man sich psychometrischer Testverfahren bedienen. Bestehende Tests sind größtenteils auf psychiatrische Fragestellungen zugeschnitten und lassen sich nur bedingt auf die Belange der Anaesthesie übertragen. Bei der Exploration der Angst stehen wir z.B. vor der Wahl, Fragebögen zu verwenden, die in anerkannter Weise standardisiert sind, aber sich nicht auf die Furcht vor der Operation beziehen, oder sog. „informelle Fragebögen" zu konstruieren, deren Items auf die spezielle Situation abgestimmt sind, die aber keine Absicherung im testtheoretischen Sinne aufweisen. Hier ist entsprechende Entwicklungsarbeit zu leisten, an deren Anfang die parallele Benutzung von Tests beider Kategorien steht.

Messung von Hirnstromaktivitäten

Kernstück bei der pharmakodynamischen Untersuchung von Benzodiazepinen mit sedierender und hypnotischer Potenz, stellt die polygraphe EEG-Registrierung dar. Anhand der Hirnstromkurven ist es möglich, den Verlauf der Schlaftiefe zu verfolgen, eine Einstufung der Sedierungsgrade vorzunehmen sowie pharmakospezifische Muster zu erfassen. Die Messung der Latenz (Zeit von der Applikation bis zum Auftreten einer ersten Veränderung, bzw. Erreichen der maximalen Wirkung) kann ebenso vorgenommen werden wie die Bestimmung der Schlafdauer. Vergleichende Untersuchungen an einem Kollektiv lassen eine Beurteilung der Zuverlässigkeit einer neuen Substanz zu.

Atmung

Von den vitalen Organfunktionen nimmt die Atmung insofern eine Sonderstellung ein, als sie in erstaunlich hohem Maße willentlicher Beeinflussung unterworfen ist. Daher ist es nicht verwunderlich, daß die Benzodiazepine mit einer Beeinträchtigung der Bewußtseinslage auch Einfluß auf die Atmung nehmen. Bei besonders potenten Vertretern dieser Klasse tritt sogar eine Atemdepression auf. Aus der parallelen Registrierung von EEG, intrapulmonalem Druck und Pneumotachogramm können Rückschlüsse auf den Ort der Störung gezogen werden. Über das Verhältnis von erforderlichem zu tatsächlichem Gasaustausch geben die vergleichenden Messungen von intraarteriellen Partialdrücken und Atemgasfraktionen Auskunft. Die an Probanden gefundenen Ergebnisse können nur bedingt auf

4.3

die Verhältnisse beim operierten Patienten übertragen werden. Nach ausgedehnten Abdominaleingriffen kommt es durch die Traumatisierung zu einer deutlichen Atemdepression. Die kombinierte Gabe von Benzodiazepinen mit Analgetika kann in solchen Fällen ganz entgegengesetzte Wirkung zeigen. Bei einigen Patienten verbessern sich die Blutgase nach Medikation durch Aufhebung der schmerzbedingten Schonhaltung, bei anderen Patienten tritt ein Abfall gemäß der atemdepressorischen Potenz der verabreichten Pharmaka ein.

Kreislauf

Auch in der Kreislaufwirkung unterscheiden sich die Vertreter der Benzodiazepine deutlich voneinander. Bei gesunden Versuchspersonen ist eine Reduktion von systolischem und diastolischem Blutdruck sowie eine Herzfrequenzverlangsamung zu verzeichnen. Ferner läßt sich eine deutliche Zunahme der peripheren Durchblutung nachweisen. Dem allgemeinen Sedierungsgrad entsprechend wird vom Kreislauf eine geringere Transportkapazität erwartet. Die Veränderungen spielen sich in physiologischen Bereichen ab. Bei der Narkoseeinleitung, besonders bei hypovolämischen Patienten und in Kombination mit anderen Medikamenten, muß diesem Verhalten Rechnung getragen werden. Inwieweit neben der zentralen Beeinflussung der Kreislauffunktion eine periphere Komponente wirksam wird, ist nur durch invasive Methoden zu überprüfen die aus ethischen Erwägungen den Rahmen von Untersuchungen an freiwilligen Versuchspersonen sprengen.

Lokale Reaktion und körpereigene Abwehr

Bei i.v.–Applikation ruft jedes Pharmakon eine Reihe von unspezifischen Reaktionen hervor. Diese reichen von der lokalen Venenreaktion bis zur Histaminfreisetzung. Bei wiederholter Exposition können dramatische Verläufe durch zusätzliche spezifische Immunreaktionen auftreten.

Die galenische Problematik, die nicht wasserlöslichen Benzodiazepine stabil in Lösung zu halten, hat ihr klinisches Korrelat. Der niedrige pH in Kombination mit diversen Lösungsvermittlern führt bei den meisten Zubereitungen zur Venenreizung und zu Thrombophlebitiden. In einer kontrollierten Studie traten diese Komplikationen nach einmaliger Injektion in eine Handrückenvene erst nach ein bis zwei Tagen auf und befielen bei einigen Probanden einen Bereich von 20 bis 30 cm der ableitenden Unterarmvene, obwohl die Injektionsnadel unmittelbar nach Applikation entfernt wurde und keine weitere Manipulation stattfand. In der klinischen Anwendung wird in der Regel in die laufende Infusion injiziert und so die Komplikationsrate deutlich gesenkt. Es besteht allerdings die Gefahr des Wirkstoffverlustes, wegen Ausfällung bei Verdünnung einer übersättigten Lösung.

Prinzipiell muß bei jeder Pharmakotherapie mit einer Histaminfreisetzung und einer Beeinträchtigung des Immunsystems gerechnet werden. Beim Vergleich mit anderen Anaesthesietechniken, weisen Verfahren mit kombinierter Benzodiazepingabe erstaunlich geringe Begleitreaktionen auf. Ähnliches gilt für die Veränderung der routinemäßig erhobenen Laborparameter. Aus klinischer Sicht kann keine Störung der renalen Ausscheidung oder des Leberzellstoffwechsels festgestellt werden.

Zusammenfassung:

Anhand von klinischen Situationen und Narkosephasen wird der Einsatz von Benzodiazepinen in der Anaesthesie diskutiert.

Es wird auf die Notwendigkeit verwiesen, spezifische Untersuchungstechniken wie EEG-Analysen, Atem- und Kreislauffunktionsprüfungen sowie psychometrische Testverfahren anzuwenden. Probleme der schlechten Wasserlöslichkeit, der lokalen Verträglichkeit und allergischer Reaktionen der Benzodiazepine werden erörtert.

Summary:

The application of benzodiazepines in anaesthesia is discussed from the clinical point of view.

The administration of specific investigation techniques like there are among others EEG-analyses, breath- and blood-circulation functioning tests and furthermore selected chapters of psychometry appear to be relevant. Problems of most benzodiazepines arising from the unfavorable solubility in water, and those items referring to local tolerance and allergic reactions are discussed.

5 Dosiswirkungsbeziehung von Lormetazepam nach intravenöser Injektion

Doenicke, A., Kugler, J., Kropp, M., Laub, M., Kalbfleisch, G.

Problem

Alle Benzodiazepine wirken tierpharmakologisch in unterschiedlichem Ausmaß tranquillierend oder sedierend, muskelrelaxierend und antikonvulsiv. Als „tranquillierend" bezeichnen wir Effekte von Medikamenten, die psychische und vegetative Funktionen regulieren oder stabilisieren, Angst und Spannung lösen („anxiolytisch" wirken), im allgemeinen aber infolge ihres begrenzten Einflusses auf Teile der zerebrospinalen Neurensysteme und der vegetativen Systeme keine Schläfrigkeit und dementsprechend auch keine wesentlichen Veränderungen des EEG hervorrufen (6). Daß Tranquillantien in größeren Dosen auch Schläfrigkeit oder Schlafbereitschaft auslösen können (2), soll bei unserer Begriffsbestimmung „tranquillierend" zunächst unberücksichtigt bleiben.

Unter klinischen Gesichtspunkten bezeichnen wir als „sedierend" die Effekte von Medikamenten, die durch einen direkten Einfluß auf zerebrospinale und vegetative Nervensysteme psychische, motorische und vegetative Funktionen dämpfen. Im EEG lassen sich diese Effekte im allgemeinen an einer Abnahme des kortikalen Ruhetonus bei nachlassender Aufmerksamkeitsspannung und einer Vigilanzminderung mit Übergängen in Phasen der Subvigilanz und leichte Schlafstadien nachweisen. Sie sind an bestimmten EEG-Stadien mit charakteristischen Aktivitätsfolgen erkennbar.

„Hypnotisch" sind dagegen Effekte von Substanzen, die den Schlafeintritt erleichtern oder gegebenfalls tiefen Schlaf erzwingen, wobei entsprechende EEG-Stadien nachgewiesen werden können.

Unter elektroenzephalographischen Gesichtspunkten ist der Unterschied zwischen „hypnotischen" und „sedierenden" Mitteln vorwiegend an der Ausprägung entsprechender EEG-Stadien, ihrer Dauer und an der Geschwindigkeit ihres Eintritts zu bestimmen, während „tranquillierende" Effekte — im Gegensatz zu den klinischen Zeichen der Beruhigung und Entspannung — in der Regel keine visuell erkennbaren oder nur sehr geringe EEG-Veränderungen als Zeichen einer Subvigilanz auslösen (4).

Bei tierexperimentellen Untersuchungen des Lormetazepam stellte man fest, daß seine Wirkung rascher eintrat als die des Diazepam, daß es stärker hypnotisch wirkte und die Muskulatur stärker relaxierte. Alle diese Eigenschaften können in der Anästhesiologie von Vorteil sein. Klinisch-experimentell war daher zu prüfen, ob Lormetazepam für die Anästhesiologie bei bestimmten intravenös injizierten Dosen optimal ist. Zu diesem Zweck wurde mit elektroenzephalographischen Vergleichen bei 7 verschiedenen Dosen die Beeinflussung der skalaren Bewußtseinslage in Form von Vigilosomnogrammen bestimmt.

Methode und Versuchsanordnung

Siehe Originalarbeit von Doenicke et al. (1).

Versuchsablauf

Die intravenösen Injektionen des Wirkstoffes dauerten jeweils 60 s. 6 min vor den Injektionen wurden polygraphische EEG-Ableitungen begonnen und bis zur

120. Minute nach den Injektionen fortgesetzt und dann nach 30 Minuten Pause von der 150. bis zur 180. Minute und von der 210. bis zur 240. Minute wiederholt.

In allen aufeinanderfolgenden 40-s-Epochen jeder Kurve wurden die EEG-Stadien nach einem vorgegebenen Schema klassifiziert (3,4) und aus den so ermittelten Indexwerten der Vigilanz der Verlauf der Abweichungen vom normalen Wachzustand in einem sog. Vigilosomnogramm graphisch dargestellt.

Bei den Versuchspersonen handelte es sich um gesunde männliche Studierende im Alter von 21 bis 27 Jahren (mittleres Alter 25 Jahre).

Der injizierbare Wirkstoff lag in Ampullen mit 0.2 mg/ml, gelöst in 50 Masseprozent 1.2 Propanidol (= Propylenglykol) ad aqua, vor. Jede Ampulle enthielt 10 ml zur intravenösen Injektion.

Ergebnisse

Die Vigilosomnogramme zeigten bei der geringsten Dosis von 0.063 mg/70 kg KM eine nach der Injektion langsam eintretende Änderung der skalaren Bewußtseinslage mit einem Abweichen vom Ausgangsverhalten, das eine zunehmende motorische Entspannung und einen Übergang in Stadien der Subvigilanz ausdrückte. Das Maximum der Vigilanzreduktion wurde zwischen der 40. bis 60. Minute erreicht (Abb. 1) (D1).

Übereinstimmend damit ist eine Abnahme der raschen Augenbewegungen des Wachzustandes (RAB) bei zunehmender Entspannung und eine Indexsteigerung der langsamen Bulbusbewegungen (LAB) zu erkennen. In diesen Wirkungsbereichen zeigt sich ein nahezu reziprokes Verhalten zwischen raschen und langsamen Augenbewegungen.

Der Blutdruck änderte sich nicht.

Bei der Dosis von 0.125 mg/70 kg KM (D2) kam es zu stärkeren Veränderungen mit häufigeren elektroenzephalographischen Begleitzeichen von Schläfrigkeit (Bo). Dieser Effekt erreichte erst in der 60. Minute nach der Injektion sein Maximum.

Nach der Injektion von 0.250 mg/70 kg KM (D3) bestand kein wesentlicher Unterschied.

Bei der Dosis von 0.5 mg/70 kg KM (D4) war eine stärkere Wirkung erkennbar. Sie bestand im rascheren Übergang in elektroenzephalographische Begleitzeichen einer stärkeren Vigilanzabnahme mit Übergängen in Schläfrigkeit. Die Einschlafzeit war kürzer (der Neigungswinkel oder Tangens des initialen Kurvenabfalles somit steiler). Bereits ab der 15. bis zur 20. Minute erfolgte der Übergang in Schläfrigkeitsstadien, die für eine Zeitspanne von 40 Minuten annähernd gleichförmig beibehalten wurden. Nach der 60. Minute nahm die Wirkung ab. Die späteren Kontrollen bis zur 4. Stunde nach der Injektion zeigten gegenüber den geringeren Dosen noch immer häufigere Übergänge in Schläfrigkeitsstadien und somit einen länger anhaltenden Effekt.

Die Indexwerte für die raschen Augenbewegungen entsprachen dem Verlauf der Vigilosomnogramme. Nur in den ersten 15 Minuten nach der Injektion war das reziproke Verhalten von raschen und langsamen Augenbewegungen erkennbar. Bei längerem Anhalten von leichten Schlafstadien wurden auch die langsamen Augenbewegungen reduziert.

Nach der Gabe von 1.0 mg/70 kg KM (D5) ergab sich ein beträchtlicher Wirkungszuwachs mit dem Einsetzen hypnotischer Effekte. Die Einschlafzeit war zwar nicht wesentlich kürzer als nach 0.5 mg, doch wurden nach etwa 20 bis 25 Minuten elektroenzephalographische Begleiterscheinungen des mittleren Schlafes erreicht (wie man sie allgemein auch in leichten Narkosestadien findet). Diese Stadien wurden so dann für die Zeit von etwa 20 Minuten beibehalten. Erst 50 Minuten nach den Injektionen ergab sich eine Änderung der Vigilanz, die auf einen nachlassenden Effekt hinweist. Die raschen Augenbewegungen des Wachzustandes erloschen nach dem Übergang in die mittleren Schlafstadien für längere Perioden völlig. Das reziproke Verhalten der langsamen Augenbewegungen war in den ersten 15 Minuten erkennbar.

Die Herzfrequenz nahm stärker ab, während Atemfrequenz und Blutdruck etwa gleich blieben.

Nach 2.0 mg/70 kg KM (D6) war die Einschlafgeschwindigkeit beschleunigt. Bereits in der 5. Minute nach Injektion wurden EEG-Stadien als Ausdruck von Schläfrigkeit (B1) erreicht und bis zur 30. Minute kam es zu einer weiteren Schlafvertiefung mit Übergängen in EEG-Stadien, die allgemein dem tiefen Schlaf oder einem mittleren bis tiefen Narkosestadium entsprechen. Diese Stadien hielten allerdings nur kurz an. 30 Minuten nach der Injektion begann die hypnotische Wirkung nachzulassen. Allerdings wurde bis zur 120. Minute nur ein Rückgang zu leichten Schlafstadien und kein völliger Angleich an das Ausgangsverhalten erreicht. Bei den späteren Kontrollen bis zur 4. Stunde nach der Injektion waren neuerlich Vigilanzminderungen und Übergänge in leichte Schlafstadien erkennbar. Das weist auf einen bis zur 4. Stunde anhaltenden Effekt.

Die raschen Augenbewegungen des Wachzustandes zeigten für eine längere Zeitspanne nach der Injektion bis zur 60. Minute ein nahezu völliges Erlöschen und auch weiterhin nur sehr geringe Indexwerte bis zur 160. Minute. Die langsamen Augenbewegungen mit ihrem initialen re-

ziproken Verhalten wurden nach Erreichen der tiefen Schlafstadien vorübergehend auch völlig unterdrückt. Die Herzfrequenzen schwankten nach der 60. Minute beträchtlich, sie entsprachen dem Wechsel von mittleren zu leichten Schlafstadien und umgekehrt. Herzfrequenzen und Blutdruck ließen keine wesentlichen Veränderungen im Vergleich zur geringeren Dosis erkennen.

Bei 4.0 mg/70 kg KM (D7) waren gegenüber der letzten Dosis keine wesentlichen Unterschiede nachweisbar. Die Einschlafzeit war noch kürzer (das EEG-Stadium B2 wurde innerhalb weniger Minuten erreicht), doch kam es gegenüber D6 zu keinen wesentlich tieferen oder länger anhaltenden Schlafstadien. Das Maximum der Wirkung wurde zwischen der 30. und 50. Minute erreicht. Die Wirkungsabnahme war der der vorangegangenen geringeren Dosis ähnlich. Die nach der 120. Minute erfolgten Kontrollen zeigten einen bis zur 4. Stunde anhaltenden Effekt.

Die raschen Augenbewegungen erloschen kurze Zeit nach der Injektion bis zur 60. Minute völlig und auch die langsamen Augenbewegungen wurden für lange Zeit stark reduziert.

In den Änderungen der Herzfrequenzen, der Atmung und des Blutdruckes waren keine wesentlichen Unterschiede gegenüber D6 erfaßbar.

Diskussion

Beim visuellen Auswerten der EEG-Kurven waren große Anteile von rascher Aktivität erkennbar, die die langsamen Wellen überlagerte. Man muß Lormetazepam, wie die anderen Benzodiazepine und Barbiturate, zur Gruppe der sog. β-Aktivatoren des EEG zählen.

Die Ergebnisse der vorliegenden Vigilosomnogramme lassen die völlige

Abb. 1

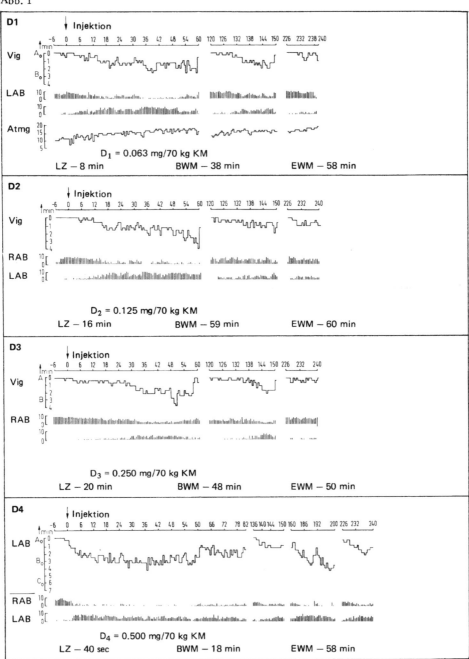

Vigilosomnogramme, rasche und langsame Augenbewegungen, Herzfrequenz, Atmung und Blutdruck. 7 Dosierungen. Mittelwerte von je 3 Probanden. Latenzzeit (LZ) = Die Zeit, die von der Injektion bis zum Erreichen des Stadiums A, verstreicht. Beginn der maximalen Wirkung (BWM) = Die Zeit, zu der der Proband das für ihn tiefste Stadium erreicht. Ende der maximalen Wirkung (EWM) = Die Zeit, zu der der Proband das tiefste Stadium verläßt.

5.4

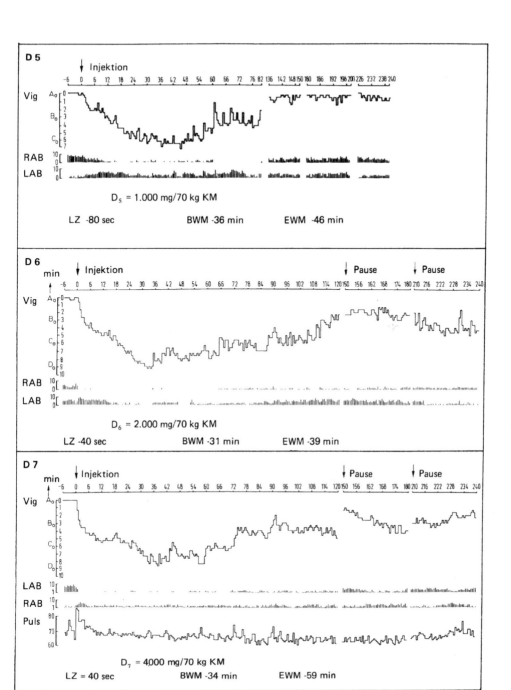

D 5

Injektion

Vig

RAB

LAB

D_5 = 1.000 mg/70 kg KM

LZ -80 sec   BWM -36 min   EWM -46 min

D 6

Injektion   Pause   Pause

Vig

RAB

LAB

D_6 = 2.000 mg/70 kg KM

LZ -40 sec   BWM -31 min   EWM -39 min

D 7

Injektion   Pause   Pause

Vig

LAB

RAB

Puls

D_7 = 4.000 mg/70 kg KM

LZ = 40 sec   BWM -34 min   EWM -59 min

Wiederherstellung des Ausgangsverhaltens im EEG etwa erst 4 - 6 Stunden nach der Injektion von Dosen über 2 mg/70 kg KM erwarten.

In Analogie zu den Untersuchungen der amnestischen Funktionen nach Flunitrazepam (5) wäre auch 24 Stunden nach der Lormetazepam-Injektionen eine systematische Kontrolle von Befinden und vegetativen Symptomen erforderlich.

Die klinischen Beobachtungen ließen eine gute Verträglichkeit der Substanz und eine verhältnismäßig große Toleranzbreite erkennen, da Herzfrequenz, Atemfrequenz und Blutdruck keine Abweichungen von der Norm zeigten.

Zusammenfassung

1. 7 Gruppen von je 3 gesunden männlichen Versuchspersonen im Alter von 21-27 Jahren erhielten verschiedene Dosen von Lormetazepam (0.0635 bis 4.0 mg/70 kg KM) intravenös injiziert.

2. Die Injektionen erfolgten binnen 60 s. Vor, während und bis zu 4 Stunden nach den Injektionen erfolgten polygraphische EEG-Ableitungen, bei denen auch Augenbewegungen, EKG und Atemfrequenzen registriert und Blutdrücke in bestimmten Zeitintervallen gemessen wurden.

3. Die Vigilosomnogramme zeigten nach den Injektionen das Abweichen der EEG-Stadien vom normalen Ausgangsverhalten, Übergänge in Begleitzeichen von Subvigilanz oder von Schlafstadien. Übereinstimmend mit den klinischen Erscheinungen kann bei den intravenös injizierten Dosen von 0.0635 bis 0.250 mg/70 kg KM von tranquillierenden, bei 0.5 bis 1 mg/ 70 kg KM von sedierenden und bei 2-4 mg/70 kg KM von hypnotischen Effekten gesprochen werden. Es bestand eine gute Dosiswirkungsbeziehung.

4. Auffällige Begleitwirkungen oder subjektive Störungen waren bei den klinischen Beobachtungen der Versuchspersonen nicht festgestellt worden, so daß von guter Verträglichkeit gesprochen werden kann.

Summary

1. 7 groups, each with 3 healthy male subjects (aged 21 − 27) were given different intravenously injected doses of lormetazepam (0.0635 − 4 mg/70 kg body mass).

2. The injection was given over 60 s. Prior to, during and for 4 hours after the injection polygraphic-EEG recording were made. The recording also included eye movement, ECG and breathing frequency. Blood pressure was measured at certain intervals.

3. In accordance with the clinical signs intravenously injected doses ranging from 0.0635 to 0.25 mg/70 kg b.m. effect a tranquilizing, those from 0.5000 to 1 mg/70 kg b.m. produce a sedating, and if given in doses varying from 2 to 4 mg/70 kg b.m. they are resulting in a hypnotic effect.

4. During the clinical trial no conspicuous side effects or subjective changes were observed. It ought to be emphasized that lormetazepam is very well tolerated.

Referenzen

1. Doenicke, A., Kugler, J., Kropp, M., Laub, M., Kalbfleisch, G. (1979):
Der hypnotische Effekt des neuen Benzodiazepinderivates Lormetazepam nach intravenöser Injektion, Anaesthesist 28, 578-583

2. Haase, H.J. (1969):
Therapie mit Psychopharmaka und anderen psychotropen Medikamenten. Janssen GmbH., Düsseldorf

3. Kugler, J. (1966):
Elektroenzephalogie — Klinik und Praxis. Georg-Thieme-Verlag, Stuttgart

4. Kugler, J. (1979):
Schlaf und Vigilanz. In: von Harrer, G., Leutner V. (Hrsg): Schlaf- und Pharmakon, Editiones Roche, 63-79

5. Kugler, J., Doenicke, A., Laub, M. (1975):
Metabolisch-toxisch verursachte amnestische Episoden. Münch.med.Wschr. 117, 1585

6. Wandrey, D. und Leutner, V. (1964):
Neuro-psychopharmaka. Klinik und Praxis, II. Aufl., Schattauer Verlag, Stuttgart

6 Zur Dosiswirkungsbeziehung von Lormetazepam, Flurazepam und Flunitrazepam anhand von Ganznacht-EEG und Fragebogen

Kubicki, St., Ott, H., Schratzer, M.

Einleitung

Mit der Entdeckung der elektroenzephalographischen Schlaftiefenmuster 1935 durch die Arbeitsgruppe um Loomis (6) nahm die Schlafforschung neue Dimensionen an. Erst seitdem ist es möglich, Schlaftiefenprofile zu bestimmen, ohne den Schlafablauf selbst durch Weckreize stören zu müssen. Eine wesentliche Bereicherung war 1952 die Beobachtung der Rapid Eye Movements (REM) als elektrobiologisches Äquivalent des Traumschlafes[1] durch Aserinsky und Kleitmann (1), da sich die große Bedeutung eines ausreichenden Traumschlafes sehr bald herausstellen sollte. Somit sind heute durch polygraphische Schlafregistrierungen, d.h. Schreibungen von EEG, Elektrookulogramm und Elektromyogramm, Schlafablauf und Schlafstörungen in prägnanter Weise dokumentierbar.

Solche polygraphischen Registrierungen zeigen beim Gesunden einen regelgebundenen Wechsel von tiefen und flachen Schlafphasen mit drei bis fünf nächtlichen Zyklen, in denen die Tiefschlafphasen sukzessive ab- und die Traumphasen zunehmen. Hess hatte den Schlaf ingesamt als eine trophotrope Restitutionsphase beschrieben (3). Diese Anschauung hat bis heute ihre

Gültigkeit, doch wies schon Jung darauf hin, daß zwischen dem orthodoxen Tiefschlaf und dem paradoxen Traumschlaf offensichtlich ein Dualismus bestehe und der synchronisierte langsame Schlaf am besten den Vorstellungen einer Trophotropie entspräche (4), während in der REM-Phase eher eingeschobene Phasen mit ergotropen Merkmalen zu sehen seien (5).

Wie auch immer, die Aufrechterhaltung oder Herstellung einer normalen Schlafzyklik ist ein entscheidender therapeutischer Faktor; wenn bei schlafgestörten Patienten alle anderen Maßnahmen ausgeschöpft sind, bleibt nur noch die medikamentöse Behandlung als Mittel zur Erreichung dieses Ziels. Polygraphische Untersuchungen haben jedoch gezeigt, daß Schlafmittel nicht selten Änderungen des Schlafprofils bewirken, wobei vor allem REM-Schlafverminderungen auffallen. Dies könnte der klinischen Erfahrung entsprechen, daß Patienten unter Hypnotika zwar länger schlafen, sich aber dennoch unausgeschlafener fühlen. Neben schnellerem Einschlafen, seltenerem nächtlichen Aufwachen und längerem Gesamtschlaf ist die Güte eines Schlafmittels an dem Begriff des normalen Schlafprofils zu messen. Als unvorteilhaft ist auf jeden Fall anzusehen, wenn durch ein Hypnotikum der REM-Schlaf vermindert, das Auftreten der ersten REM-Phase verzögert und der Tiefschlaf entschieden reduziert wird.

Unter diesen Gesichtspunkten sind die Barbiturate als relativ schlechte Schlafmittel anzusehen, zumal sie den REM-Schlaf negativ tangieren. Es war nur logisch, daß sich die Forschung neuen Substanzklassen zuwenden würde, wobei die schlafanstoßenden Mittel aus der Reihe der Benzodiazepine eine der interessantesten Gruppen darstellen, obwohl Diazepam als bekannteste Substanz selbst noch keinesfalls als befriedigend anzusehen ist.

---

1) Die interpretierenden Begriffe „Traumschlaf", „Leichtschlaf" und „Tiefschlaf" entsprechen den operationalisierten EEG-Stadien (REM, I und II, III und IV) nach Rechtschaffen und Kales (7)

Experimenteller Teil

Vor dem Hintergrund dieser Tatsachen wurde Lormetazepam* mit der Indikation Nachtsedativum im Rahmen einer frühen Phase klinischer Prüfungen in dieser Pilotstudie mit der Frage nach einer Dosiswirkungsbeziehung und im Vergleich zu zwei Referenzsubstanzen (Flurazepam, Flunitrazepam) geprüft.

Methodik

33 gesunde Probanden (12 Frauen, 21 Männer; 18-55 Jahre) wurden randomisiert 11 unabhängigen Gruppen zugeordnet. Sie erhielten in dieser Doppelblindstudie alternativ Lormetazepam (0.5 mg, 1 mg, 2 mg, 4 mg und 8 mg), Flurazepam (15 mg, 30 mg und 60 mg) und Flunitrazepam (1 mg, 2 mg, 4 mg) vor dem Einschlafen gegen 22.00 h einmalig oral appliziert. Eine Adaptionsnacht ohne EEG-Ableitung und eine Nacht unter Vorplazebo zur Gewinnung von Baselinedaten gingen der Medikation voraus. Abgeleitet wurde das EEG in sogenannten Referenzschaltungen von Mittellinien-Elektroden zur jeweils seitengleichen mittleren temporalen Elektrode, das Elektrookulogramm und Elektromyogramm.

Morgens hatten die Probanden einen Schlaffragebogen mit den Items Schlafqualität (100 mm visuelle Analogskala), Schätzung der Einschlafzeit, der Aufwachhäufigkeit und der Schlafdauer auszufüllen. Eine standardisierte Erhebung von Begleitsymptomen wurde vorgenommen.

Die Auswertung des EEG erfolgte visuell, wobei das Manual von Rechtschaffen und Kales (7) zugrunde gelegt wurde. Bestimmt wurde die Schlaftiefe in 20-Sekunden-Epochen, die bei einem Papiervorschub von 15 mm/s jeweils einer EEG-Schreibseite entsprechen.

* WHO-Kurzbezeichnung des Wirkstoffes von Noctamid® (Schering)

Für jede der drei Substanzen wurden lineare Regressionen zwischen dem Anteil je Stadium in Minuten in den ersten sieben Stunden der Nacht und der am Körpergewicht relativierten Dosis (mg Substanz/kg Körpermasse) berechnet. Die entsprechenden Werte unter Vorplazebo wurden als Kovariate in die Regressionsgleichung mit einbezogen.

Ergebnisse

1. Die nach diesem Modell vorgenommene biometrische Auswertung ($\alpha \leqslant .05$) zeigte, daß Lormetazepam (5 Dosierungen), Flurazepam und Flunitrazepam (je 3 Dosierungen) keine dosisabhängige Ab- bzw. Zunahme des Anteils einzelner Stadien bewirken. Eine unter Flurazepam dosisabhängige Zunahme des Schlafstadiums II ist im Rahmen der großen Anzahl an statistischen Tests als zufällig anzusehen.

2. Zur ergänzenden Vermittlung der klinisch relevanten Information anhand von graphischen Darstellungen wurde zusätzlich eine lineare Regression zwischen Dosis (mg) und Schlafstadienanteil (Minuten) herangezogen. Die Vorplazebowerte blieben hier unberücksichtigt. Hierbei wurden die im Empfehlungsbereich liegenden drei Dosierungen von Flurazepam und Flunitrazepam, sowie die drei nach den Ergebnissen anderer Studien in der klinischen Praxis zur Anwendung gelangenden Dosierungen von Lormetazepam (0.5 mg, 1 mg, 2 mg) als Berechnungsgrundlage ausgewählt. Als Bezugsrahmen wurden die Abbildungen mit dem Mittelwert und Streubereich der entsprechenden Parameter unter Vorplazebo von 29 guten Schläfern (4 sich selbst als schlechte Schläfer bezeichnende Probanden wurden aus Gründen einer besseren Vergleichbarkeit nicht einbezogen) versehen.

Abbildung 1 ist zu entnehmen, daß der Anteil der Leichtschlafstadien (I und II) mit erhöter Dosierung aller drei

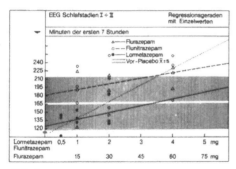

Abb. 1

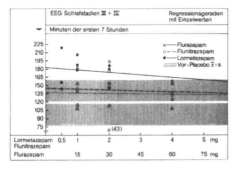

Abb. 2

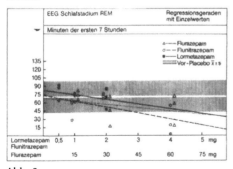

Abb. 3

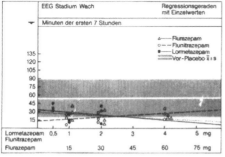

Abb. 4

Substanzen zunimmt. Unter Lormetazepam ist insgesamt das niedrigste Niveau zu beobachten, während unter Flunitrazepam diese beiden Stadien, auf die ersten sieben Stunden der Nacht bezogen, durchschnittlich um 60 Minuten mehr auftreten als unter Lormetazepam. Im wesentlichen wird der unter dem Aspekt des zeitlichen Anteils reduzierte Leichtschlaf unter Lormetazepam durch vermehrten Tiefschlaf (Stadien III und IV) kompensiert (Abb. 2). Im Vergleich zu beiden Referenzsubstanzen werden durchschnittlich ca. 40 Minuten mehr in diesen Stadien verbracht. Die deutlich über dem Streubereich der Vorplazebo-Meßwerte von 29 Probanden liegenden Anteile von Stadien III und IV unter 0.5 mg und 1 mg Lormetazepam weisen auf eine Förderung des Tiefschlafes hin. Unter keiner der Substanzen wird eine dosisabhängige Veränderung des Anteiles der Stadien III und IV offensichtlich.

Der REM-Schlaf (Abb. 3) wird unter allen drei Substanzen dosisabhängig leicht reduziert. Nach Verabreichung von 4 mg Flunitrazepam ist eine REM-Unterdrückung zu sehen. Aus der Abbildung wird erkennbar, daß der REM-Schlafanteil unter dieser Dosierung mit nur ca. 30 Minuten in den ersten sieben Stunden der Nacht bereits unterhalb des Streubereiches der Plazebowerte liegt.

Der gesamte Wachanteil (Abb. 4) der ersten sieben Stunden der Nacht (incl. Einschlafzeit) wird unter Lormetazepam und Flurazepam dosisabhängig reduziert. Bereits ab Dosen von 15 mg Flurazepam bzw. 1 mg Lormetazepam sind im untersten Teil des Plazebo-Streubereiches (55 ± 34 Minuten) liegende Wachzeiten von ca. 28 Minuten zu beobachten. Es wird ein eher vermehrter Wachanteil unter höheren Dosen von Flunitrazepam erkennbar.

Die aus dem EEG bestimmte Einschlafzeit (Abb. 5) — d.h. Licht-Aus bis Beginn der Schlafphase I, die mindestens über drei Minuten durch keine EEG-Arousal-Reaktion unterbrochen sein durfte — wird unter Lormetazepam dosisabhängig verkürzt und bleibt unter Flurazepam wie auch unter Flunitrazepam bis 2 mg unbeeinflußt. Der jeweils mittleren Dosis der drei Substanzen entspricht eine Einschlafzeit von ca. 10 Minuten (Vorplazebo: 21 ± 23 Minuten).

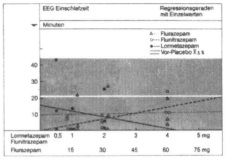

Abb. 5

Die elektroenzephalographisch definierte Aufwachhäufigkeit (Abb. 6) — d.h. Phasen von mindestens 3 Minuten des Stadiums „Wach" — wird unter Lormetazepam und Flurazepam dosisabhängig reduziert und unter Flunitrazepam bei einem insgesamt niedrigen Niveau mit steigender Dosis eher vermehrt. Für die drei mittleren Dosen stellen sich die beobachteten Aufwachhäufigkeiten im Vergleich zu Vorplazebo (3 ± 2,3 Aufwachphasen) wie folgt dar:

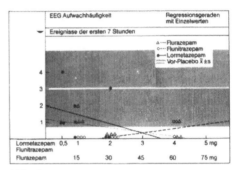

Abb. 6

1 mg Lormetazepam   1,40 mal;
30 mg Flurazepam   0,64 mal;
2 mg Flunitrazepam   0,14 mal.

In diesem Parameter fallen Flurazepam und besonders Flunitrazepam sehr wirksam aus.

Die Anzahl der Arousals (d.h. weniger als drei Minuten dauernden elektrobiologischen Schlafunterbrechung) wird unter Lormetazepam am deutlichsten dosisabhängig verringert (Abb. 7).

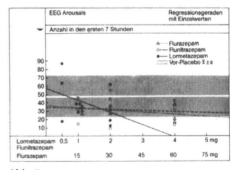

Abb. 7

Zusätzlich zu dieser quantitativen Betrachtung erfolgte eine qualitative Beurteilung der individuellen EEG-Schlafprofile. Der Auswerter erhielt die 66 Schlafprofile (je Proband eine Plazebo- und eine Verum-Nacht) in randomisierter Reihenfolge und beurteilte unter Blindbedingungen jedes Profil nach den Kriterien eines normalen Schlafmusters: REM- und Tiefschlafanteile, Arousalhäufigkeit, Ausgeglichenheit der Zyklik. Als Urteilsalternativen waren

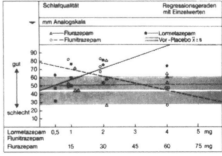

Abb. 8

die Kategorien „ausgeglichen" bzw. „unausgeglichen" vorgegeben.

In der anschließenden Auswertung wurden die unter Plazebo bzw. Verum von jedem Probanden erhaltenen Schlafprofile wieder zusammengeführt und nach folgendem Schlüssel bewertet:

Plazebo	Verum	Pkt.
unausgeglichen	− ausgeglichen	3
ausgeglichen	− ausgeglichen	2
unausgeglichen	− unausgeglichen	1
ausgeglichen	− unausgeglichen	0

Für die einzelnen Substanzen/Dosierungen ergibt sich folgendes Bild:

Lormetazepam		Flurazepam	
0,5 mg	7 Pkt.	15 mg	4 Pkt.
1,0 mg	9 Pkt.	30 mg	7 Pkt.
2,0 mg	7 Pkt.	60 mg	4 Pkt.
	23 Pkt.		15 Pkt.

Flunitrazepam	
1 mg	6 Pkt.
2 mg	3 Pkt.
4 mg	5 Pkt.
	14 Pkt.

Da die Zellenbesetzungshäufigkeiten für eine statistische Überprüfung zu gering sind, ist auch hier nur festzuhalten, daß Lormetazepam im Vergleich zu den Referenzsubstanzen im Trend eher ein ausgeglichenes Schlafprofil aufrechterhält bzw. fördert.

Die subjektive Beurteilung der Schlafqualität (Abb. 8) auf einer 100 mm visuellen Analogskala (schlimmste Nacht seit langem − beste Nacht seit langem) zeigt unter Flunitrazepam anfangs die verhältnismäßig beste Schlafbewertung, die sich jedoch mit steigender Dosis signifikant verschlechtert ($\alpha \leqslant .05$; Modell wie unter Methodik beschrieben). Klinisch zeigt sich unter Lormetazepam eine dosisabhängige Verbesserung der Schlafqualität; unter Flurazepam scheint die Höhe der Dosis

in der empfohlenen Spannweite keinen Einfluß auf diesen Parameter zu haben.

Nebenwirkungen wurden im Begleitsymptomfragebogen TWIS (2) durch den Arzt am Morgen der Schlaflabornacht notiert. Es ergibt sich folgendes Bild der Häufigkeit von Symptomnennungen:

Lormetazepam	Flurazepam	Flunitrazepam
0.5 mg: 0	15 mg: 0	1.0 mg: 3
1.0 mg: 0	30 mg: 2	2.0 mg: 6
2.0 mg: 5	60 mg: 6	4.0 mg: 10

Unter den in der klinischen Praxis nicht empfohlenen Dosierungen (4 mg und 8 mg) von Lormetazepam wurden 6 bzw. 13 Symptomnennungen registriert. Die insgesamt häufigsten Symptome waren Benommenheit und Schwindel; nach Verabreichung von 60 mg Flurazepam und allen Dosen von Flunitrazepam trat verschwommenes Sehen auf.

Bei der Bewertung der hier vorgenommenen klinischen Interpretationen der EEG-Schlafparameter ist besonders die geringe Besetzung je Behandlungsgruppe (n = 3) zu berücksichtigen.

3. Über substanzbezogene Aussagen hinaus bot sich im Rahmen dieser Studie die Möglichkeit eines Methodenvergleichs. Da die Parameter Einschlafzeit, Aufwachhäufigkeit und Durchschlafzeit sowohl elektrophysiologisch wie auch subjektiv im Probanden-Urteil am darauffolgenden Morgen der Verum-Nacht ermittelt wurden, können Aussagen über die Beziehung von objektiven und subjektiven Daten bei 33 Probanden getroffen werden.

Für jede der drei Variablen wird eine gute Übereinstimmung zwischen objektiver und subjektiver Messung deutlich (Produkt-Moment-Korrelationskoeffizient; n = 33):

Einschlafzeit: $r = .68$ $(p < .001)$
Aufwachhäufigkeit: $r = .76$ $(p < .001)$
Gesamtschlafzeit: $r = .77$ $(p < .001)$

Weiterhin ließen sich folgende interessante Einzelheiten feststellen (vgl. Tabelle):

Einschlafzeit		Aufwachhäufigkeit	
EEG	Fragebogen	EEG	Fragebogen
5 min	≙ 10 min	1mal	≙ 0.77mal
10 min	≙ 13 min	2mal	≙ 1.43mal
20 min	≙ 21 min	3mal	≙ 2.10mal
40 min	≙ 36 min		

Gesamtschlafzeit	
EEG	Fragebogen
5 h	≙ 5.5 h
6 h	≙ 6.3 h
7 h	≙ 7.2 h
8 h	≙ 8.0 h
9 h	≙ 8.9 h

Bei elektrophysiologisch registrierten Einschlafzeiten unter 20 Minuten erfolgt subjektiv eher eine Überschätzung, bei Zeiten über 20 Minuten eine Unterschätzung der Einschlafzeit. Die subjektive Einschätzung der Aufwachhäufigkeit liegt geringfügig unter den elektrophysiologisch erhaltenen Werten. Die Gesamtschlafzeit wird im Vergleich zur objektiven Messung subjektiv eher als länger empfunden. Bei acht Stunden Schlafdauer ist eine maximale Übereinstimmung erreicht.

Diskussion und Schlußfolgerung

Erwartungsgemäß sind aus dieser Pilotstudie zu Dosiswirkungsbeziehungen im Ganz-Nacht-EEG nur globale Trends in der Veränderung der wesentlichen Schlafparameter sichtbar geworden.

Zwei wechselseitig aufeinander wirkende Faktoren bedingen den eingeschränkten Aussagegehalt der Studie:

– Effektivitäts-Parameter (Einschlafzeit etc.) sind bei nicht schlafgestörten Probanden einer wesentlich geringeren Veränderbarkeit unterworfen als bei Patienten, die sich wegen Schlafstörungen in ärztliche Behandlung begeben,

– Das Schlafverhalten unterliegt neben erheblichen interindividuellen Unterschieden einer hohen intraindividuellen Variation. Nicht kontrollierte Störvariablen können demzufolge nur bei einer hinreichend großen Stichprobenzahl, bzw. mehrfach wiederholten Messungen als zufällig verteilt angenommen werden. Die gewählte Besetzungshäufigkeit (n = 3 je Dosisgruppe) erwies sich jedenfalls als zu gering.

Zusammenfassend kann jedoch festgehalten werden, daß Lormetazepam in den Dosierungen 0.5 mg bis 2 mg den klinischen Anforderungen an ein Nachtsedativum der neueren Generation entspricht. Eine eher günstige Beeinflussung des Schlafmusters, leichte Förderung des Tiefschlafes ohne Anschein einer REM-Unterdrückung und eine Reduktion der Wachzeiten bei geringen Nebenwirkungen zeichnen sich ab, bedürfen jedoch noch der Absicherung im Rahmen weiterer klinischer Untersuchungen an schlafgestörten Patienten. Es ergaben sich gute Übereinstimmungen zwischen objektiv (EEG) und subjektiv (Fragebogen) erhobenen Daten zu Einschlafzeit, Aufwachhäufigkeit und Gesamtschlafzeit.

Zusammenfassung

1. Ziel dieser Studie war es, erste Informationen über die voraussichtliche therapeutische Dosis von Lormetazepam als Hypnotikum zu gewinnen und die Toleranzbreite dieses Präparates zu untersuchen.

2. 33 gesunde Probanden wurden randomisiert 11 unabhängigen Gruppen zugeordnet und erhielten im Doppelblind-Verfahren alternativ 0.5, 1, 2 oder 8 mg Lormetazepam, 15, 30 oder 60 mg Flurazepam bzw. 1, 2 oder 4 mg Flunitrazepam.

Nach einer vorangehenden Adaptions-nacht wurde in der 2. und 3. Nacht das jeweilige Präparat kurz vor dem Einschlafen oral verabreicht.

3. Die Meßparameter waren Ganz-Nacht-EEG, ein Schlaffragebogen, den die Probanden am nächsten Morgen auszufüllen hatten und ein Fragebogen zur Feststellung etwaiger Begleitsymptome.

4. Es konnten nur globale Trends beobachtet werden. Dennoch stellte sich heraus, daß Lormetazepam in einer Dosisbreite von 0.5 bis 2 mg den klinischen Anforderungen an ein Nachtsedativum der neueren Generation gerecht wird. Das Schlafprofil von Lormetazepam war gekennzeichnet durch eine leichte Förderung des Tiefschlafs ohne sichtbare Unterdrückung von REM-Anteilen und durch eine Reduktion der Wachzeiten bei nur geringen Nebenwirkungen. Darüber hinaus stellte sich ein hohes Maß an Übereinstimmung heraus zwischen den objektiv (EEG) und subjektiv (Fragebögen) erhobenen Daten bezüglich der Einschlafzeit, Aufwachhäufigkeit und Gesamtschlafzeit.

Summary

1. The aim of the study was to gather first information on the probable therapeutic dose of lormetazepam as a hypnotic, and to investigate the range of tolerance to the drug.

2. 33 healthy subjects were each randomly assigned to one of eleven drug groups: lormetazepam 0.5, 1, 2, 4, 8 mg; flurazepam 15, 30, 60 mg; flunitrazepam 1, 2, 4 mg. The first night was for adaption, the second and the third night verum taken orally shortly before sleeping. The study design was double blind.

3. The measurements were allnight EEG, a sleep questionnaire the next morning and a side effect rating.

4. Only global trends could be observed, but it became evident that 0.5 mg – 2 mg meets the expectations of a night sedative of the new generation. The sleep pattern was characterized by a slight increase in deep sleep without REM suppression and a reduction in time spent awake, side effects were slight. There was a high degree of coincidence between EEG and the sleep questionnaire in the measurement of sleep latency, frequency of awakening, and total time spent asleep.

Referenzen

1. Aserinsky, E., Kleitmann, N. (1953): Regulary occurring periods of eye motility and concomitant phenomena during sleep. Science 118, 273-274

2. CIPS Collegium Internationale Psychiatriae Scalarum (Hrsg.) (1977): Internationale Skalen für Psychiatrie, CIPS-Sekretariat E. Grethlein, Postfach 310345, D-1000 Berlin 31

3. Hess, W.R. (1933): Der Schlaf, Klin. Wschr. 12, 129-134

4. Jung, R. (1965): Physiologie und Pathophysiologie des Schlafes Verh. dtsch. Ges. inn. Med. 71, 788-797

5. Kubicki, St., Freund, G. (1977): Elektro-klinische Korrelationen bei Schlaf-Wach-Störungen; Verh. dtsch. Ges. inn. Med. 83, 877-888

6. Loomis, A., Harvey, E.N., Hobart, G. (1935): Potential rhythms of the cerebral cortex during sleep. Science 81, 597-598

7. Rechtschaffen, A., Kales, A. (1968): A manual of standardized terminology, technics and scoring system for sleep stages of human subjects. Public Health Service, U.S. Government Printing Office Washington D.C.

Diskussion

J. Kugler: Wie groß waren die Wachanteile pro Stunde?

St. Kubicki: Sie erreichten einen Gesamtanteil von 20 Minuten. Dieser verteilt sich über die gesamte Nacht und wird als Wert pro Stunde einzeln angegeben.

J. Kugler: Es wundert mich, daß in der ersten Stunde die Wachanteile größer als in der zweiten und dritten Stunde waren.

St. Kubicki: Das ist an sich nicht so verwunderlich, weil die erste Stunde die ganze Einschlafzeit enthält. Die Einschlafzeit beträgt ja selbst bei guten Schläfern einige Minuten. Wir unterscheiden — aber gewissermaßen nur für den Hausgebrauch — drei Einschlaftypen. Es gibt „Plumpsschläfer", die die Augen schließen und sofort eingeschlafen sind. Deren Wachanteil in der ersten Stunde ist sehr gering. Dem stehen die „Gleitschläfer" gegenüber, die so ganz allmählich einschlummern, und schließlich die „Delphinschläfer", die schläfrig sind, aber noch mehrmals wach werden um dann endlich einzuschlafen. Und das alles spielt sich in der ersten Stunde ab, weshalb der Wachanteil in der ersten Stunde am höchsten ist.

7 Ein Vergleich der hypnotischen Effekte von Flunitrazepam und Lormetazepam

Kugler, J., Doenicke, A., Suttmann, H., Laub, M., Speth, M., Woeller, L.

Problem

Zu den pharmakologischen Wirkungsprofilen aller Benzodiazepine gehören sedierende und tranquillierende, muskelrelaxierende und krampfhemmende Wirkungen. Man kann annehmen, daß diese einzelnen Wirkungsqualitäten auf den besonderen Eigenschaften der Benzodiazepine beruhen, welche wiederum in den Stoffwechsel bestimmter zerebraler Nervensysteme eingreifen. Daraus ergeben sich Beziehungen der Substanzen und ihrer Effekte zu Hauptangriffsorten im Gehirn. Bei sehr großen Dosen dieser Substanz wird der Hauptangriffsort durch das Übergreifen der Wirkung auf nahezu alle Systemanteile von Gehirn und Rückenmark unkenntlich und es kann zu toxischen Nebenwirkungen mit Störung der vitalen Steuerungszentren im Hirnstamm kommen.

Ein exakter Wirkungsvergleich des Lormetazepam mit dem in der Anaesthesiologie bereits gebrauchten Flunitrazepam war bisher noch nicht vorgenommen worden. Deshalb war zu prüfen, ob mit den Mitteln eines elektroenzephalographischen Vergleiches Wirkungsunterschiede zwischen Lormetazepam und Flunitrazepam bei Narkosen an Versuchspersonen nachweisbar sind.

Methode

a) Versuchsanordnung

3 Gruppen von je 12 gesunden Versuchspersonen mit einem mittleren Alter von 25 Jahren (10 — 45 Jahre) erhielten intravenöse Injektionen mit verschiedenen Dosen von Flunitrazepam und Lormetazepam.

Einer Gruppe von Versuchspersonen wurden 0.5 mg/70 kg KM der beiden Substanzen, einer weiteren 1.0 mg und der dritten 2.0 mg injiziert.

Die Applikation der beiden Benzodiazepine mit gleicher Dosis erfolgte im Abstand von 3 — 4 Wochen.

Die zeitliche Ablauffolge entsprach einem randomisierten Doppelblind-Crossover-Versuch. Die Untersuchungen der einzelnen Versuchspersonen erfolgten jeweils zur gleichen Tageszeit, morgens um 8 Uhr.

b) Versuchsablauf (Abb. 1)

Die intravenösen Injektionen der Wirkstoffe dauerten jeweils 60 s. 15 min vor den Injektionen wurden polygraphische EEG-Ableitungen begonnen und bis zur 4. Stunde nach den Injektionen fortgesetzt. Dabei wurden zu festgelegten Zeiten die Blutgase bestimmt.

Neben dem EEG wurden auch Augenbewegungen (EOG), das EKG (I), ein Pneumotachogramm (Resp.) registriert und der arterielle Blutdruck fortlaufend gemessen.

Vor Beginn der EEG-Ableitungen, nach ihrem Abschluß sowie auch am Morgen des nächsten und übernächsten Tages wurden neurologische und psychiatrische Elementarbefunde erhoben, Protokollbögen über das subjektive Befinden angefertigt und psychologische Testuntersuchungen durchgeführt. Diese schlossen auch besondere Prüfungen des Erinnerungsvermögens ein.

c) Auswertung

1. Visuelle EEG-Auswertung

Die EEG-Kurven wurden visuell beurteilt. In allen aufeinanderfolgenden 40-s-Epochen jeder Kurve wurden die EEG-Stadien nach einem vorgegebenen Schema klassifiziert (Tab. 1). Aus den so ermittelten Indexwerten der Vigilanz bzw. des Schlafes konnte der Verlauf der Abweichungen vom normalen Wachzustand in einem sog. Vigilosomno-

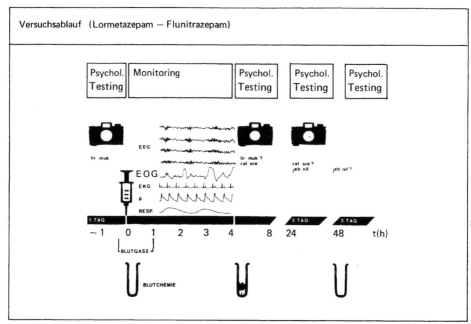

Abb. 1

gramm graphisch dargestellt werden. Für jede Gruppe von 12 Versuchspersonen wurden Mittelwert-Vigilosomnogramme angefertigt und die Standardabweichungen sowie die Signifikanzen der Unterschiede zwischen den vergleichbaren Gruppen errechnet.

Die Häufigkeit der raschen und langsamen Augenbewegungen (RAB bzw. LAB) im Okulogramm (EOG) wurde in Form von Indexwerten für alle aufeinanderfolgenden 40-s-Epochen geschätzt. Die Indexzahl 10 drückte den kontinuierlichen Bestand von Augenbewegungen für die einzelne Auswertungsepoche, die Indexzahl 5 den Bestand in 50 % der Zeit dieser Epoche und die Indexzahl 0 das Fehlen von Augenbewegungen aus. Die dazwischen liegenden Werte wurden analog benutzt.

Die Häufigkeit einzelner Graphoelemente des EEG wurde ebenfalls in allen aufeinanderfolgenden 40-s-Epochen entweder in Absolutzahlen oder

in bestimmten Indexwerten erfaßt und von diesen wurden Mittelwerte berechnet.

2) Elektronische EEG-Analyse

Die EEG-Kurven wurden auf Magnetband für eine spätere Analyse von sequentiellen Leistungsspektren und zur Darstellung von „sleep prints" gespeichert.

3) Statistische Auswertung

Die Indexwerte der Vigilanz bestimmter Zeitabschnitte und aller anderen Meßgrößen wurden einer einfachen Varianzanalyse unterzogen. Es sollte damit geprüft werden, ob die Unterschiede zwischen den Meßwerten einzelner Epochen zufallsbedingt sind oder auf pharmakodynamische Wirkungen von Lormetazepam oder Flunitrazepam bezogen werden können.

Einteilung der Schlaf- und Narkosestadien

ϰ	Rechtschaffen	Dement/K	Loomis	Roth	Gibbs	Verhalten	Kugler	EEG-Muster Führendes Kennzeichen	Reaktion	Schneider Thomalske	Narkose-stadien	EEG-Muster Führendes Kennzeichen
							A_0	Normvariante	Vis Block Reaktion (VBR)	W	Wachheit	Normvariante
1	I	A	1	very light sleep	Schläfrigkeit	A_1 A_2	ϰ-Diffussion ϰ-niedrig, spärlich, langsam	VBR verringert VBR paradox		I	Induktion	ϰ-Abflachung
		B	2a	Ein schlafen	B_0 B_1 B_2	niedrige ϑ σ niedrig ϑ-mittelhoch σ-niedrig ϑ-mittelhoch	VBR fehlt niedrige Vertex-W. hohe Vertex-W.			Gemischte rasche und unterlagerte langsame Wellen
NON–REM 2	II	C	3	light sleep	Leichter Schlaf	C_0 C_1 C_2	hohe $\vartheta + \sigma$, 30% der Zeit hohe ϑ, 50%d. Z. langsame ϑ, fast konstant	K-Komplexe	L	Leichte Narkose	niedrige langsame Tätigkeit, von niedrigen raschen Wellen überlagert
3	III	D	4	moderate sleep	Mittlerer Schlaf	D_0 D_1 D_2	δ bis 30% d. Zeit δ bis 50% d. Zeit δ bis 80% d. Zeit	breite K-Komplexe δ-Aktivitäten	M	Mittlere Narkose	mittelhohe bis hohe langsame Tätigkeit
4	IV	E	5	very deep sleep	Tiefer Schlaf	E_0 E_1 E_2	δ kontinuierlich δ sehr flach δ sehr langsam und hoch	keine	T	Tiefe Narkose	hohe langsame Tätigkeit
						F	periodisch langsame Gruppen flache Strecken	keine	K (TG)	komat. Narkose-stadium (Toleranzgrenze)	periodisch langsame Gruppen, flache Strecken
REM	V I_{REM}		0	early morning sleep	Rasche Augenbewegung	B/ REM	niedrig rasch A_1–B_2 mit Augenbewegung	z.T. keine (B_0) z.T. Vertex-Wellen			

Abb. 2

7.3

Ergebnisse

Mittelwert-Vigilosomnogramme nach 0.5 mg/70 kg KM (Abb. 3)

Die Mittelwert-Vigilosomnogramme dieser Gruppe von 12 Versuchspersonen ergaben Unterschiede im Ablauf der Indexwerte zwischen Lormetazepam und Flunitrazepam. In den ersten Minuten nach der Injektion von Fluni-

trazepam kam es zum Übergang in Schläfrigkeits- und leichte Schlafstadien. Nach Lormetazepam wurde eine geringere Tiefe dieser Stadien erreicht, und es blieben bis zur 65. Minute abnehmende, aber gleichsinnige Unterschiede bestehen. Bei den späteren Kontrollen bis zur 4. Stunde waren keine Unterschiede zu erkennen.

Abb. 3

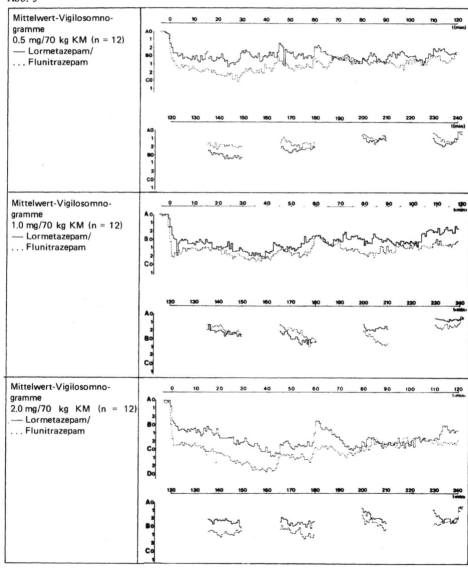

| Mittelwert-Vigilosomno-gramme 0.5 mg/70 kg KM (n = 12) — Lormetazepam/ ... Flunitrazepam |
| Mittelwert-Vigilosomno-gramme 1.0 mg/70 kg KM (n = 12) — Lormetazepam/ ... Flunitrazepam |
| Mittelwert-Vigilosomno-gramme 2.0 mg/70 kg KM (n = 12) — Lormetazepam/ ... Flunitrazepam |

*Mittelwert-Vigilosomnogramme nach
1.0 mg/70 kg KM (Abb. 3)*

Sie zeigten einen rascheren Übergang
in leichte Schlafstadien und es wurden
Stadien erreicht, die einen stärkeren
sedierenden Effekt ausdrückten. Bei
den späteren Kontrollen bis zur 4.
Stunde kam es zu Nachschlafstadien.
Der Angleich an das Ausgangsverhalten
erfolgte später als bei der Dosis von
0.5 mg.

Die Vigilosomnogramme boten geringere Unterschiede als nach 0.5 mg, lediglich zwischen der 70. − 95. Minute
und in den Kontrollabschnitten von
der 200. − 210. Minute kam es zu tieferen Schlafstadien nach Flunitrazepam.

*Mittelwert-Vigilosomnogramme nach
2.0 mg/70 kg KM (Abb. 3)*

Nach den intravenösen Injektionen der
größeren Dosen ergab sich ein rascher
Übergang in Stadien, die als Ausdruck
einer hypnotischen Wirkung gewertet
werden können. Die hypnotische Wirkung erreichte ihr Maximum in der 40.
Minute nach der Injektion und nahm
danach langsam wieder ab.

Die Unterschiede zwischen den beiden
Substanzen erschienen dabei größer
als bei den geringeren Dosen, insbesondere in den Zeitabschnitten bis
zur 40. Minute nach der Injektion,
vorübergehend auch in der 60. − 70.
Minute, jedoch nicht darüber hinaus.

Graphoelemente

Für die Beurteilung der pharmakodynamischen Effekte der einzelnen Substanzen erschienen die unterschiedlichen Indexwerte für die Graphoelemente besonders bedeutsam.

Rasche spindelige Tätigkeit (Sigma-
spindeln), die die langsame EEG-Tä-
tigkeit überlagerte, trat reichlich auf.
Sie gilt als ein besonderes Charakteri-
stikum von Benzodiazepinen, wie auch
von Barbituraten und einigen anderen

β-Aktivatoren. Nach Lormetazepam
war sie um etwa die Hälfte geringer als
nach Flunitrazepam.

Die K-Komplexe als Kennzeichen der
Verarbeitung von Afferenzen in bestimmten mittleren Schlafstadien traten nach Lormetazepam seltener auf
als nach Flunitrazepam. Entsprechend
waren die Indexwerte der Vertexwellen
als typische Kennzeichen der Verarbeitung von extrozeptiven oder proprio-
zeptiven Afferenzen in leichten Schlafstadien nach Lormetazepam größer als
nach Flunitrazepam; allerdings hielten
nach Flunitrazepam die leichten Schlafstadien mit Vertexwellen länger an als
nach Lormetazepam. Aus der Übereinstimmung aller Meßwerte ergab sich bei
gleichen absoluten Dosen ein stärkerer sedierender Effekt von Flunitrazepam gegenüber Lormetazepam. Bei
allen Dosen zeigte sich nach Flunitrazepam ein etwas rascherer Wir-
kungseintritt als nach Lormetazepam
und eine etwas spätere Rückkehr
zum Ausgangsverhalten.

Über die Ergebnisse der Blutgasanaly-
sen und der Befindlichkeit wird an
anderer Stelle ausführlich berichtet.

Blutdruck und Herzfrequenz

Nach Flunitrazepam sank der arterielle Mitteldruck um 10 − 15 % (Abb.
4). Wir führen dies auf die stärkere
Abnahme des peripheren Gefäßwider-
standes nach Flunitrazepam zurück.
Keine besonderen Veränderungen zeigten die Blutdruckwerte bei Lormetazepam (auch nach der hohen i.v. Injektion von 2 mg/70 kg KM) (Abb.
4).

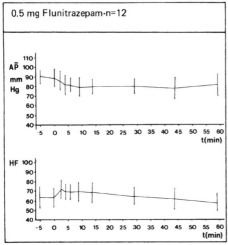

0.5 mg Flunitrazepam·n=12

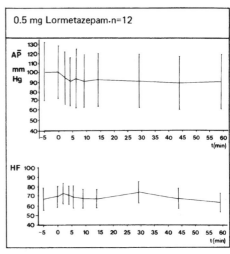

0.5 mg Lormetazepam·n=12

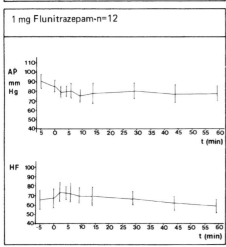

1 mg Flunitrazepam·n=12

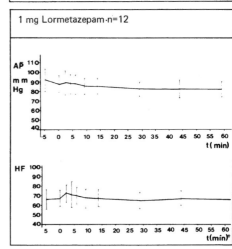

1 mg Lormetazepam·n=12

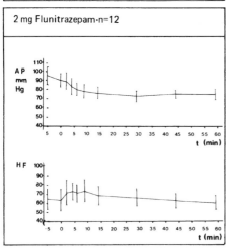

2 mg Flunitrazepam·n=12

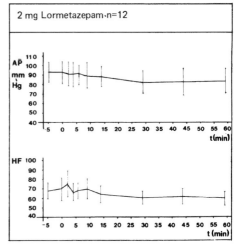

2 mg Lormetazepam·n=12

Abb. 4

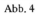

7.6

Diskussion

Die schnellere Anflutung nach Flunitrazepam scheint einen Hinweis auf die höhere Lipoidlöslichkeit der Substanz zu geben. In der 4. Stunde nach Versuchsbeginn kam es nach Flunitrazepam bei einigen Probanden zu amnestischen Störungen.

Aus den EEG-Kurven ergeben sich keine spezifischen Wirkungsunterschiede. Die unterschiedlichen Anteile der einzelnen Graphoelemente können durch die Unterschiede in den Mengen der einzelnen Schlafstadien erklärt werden. Es bleibt bemerkenswert, daß relativ große Anteile von rascher Aktivität bereits bei der visuellen Auswertung der EEG-Kurven erkennbar waren. Diese Substanzen lassen sich, wie die anderen Benzodiazepine und Barbiturate, zur Gruppe der ß-Aktivatoren zählen.

Zusammenfassung

1. An drei Gruppen von je 12 gesunden männlichen Versuchspersonen (mittleres Alter 25 Jahre) erfolgten elektroenzephalographische Bestimmungen der sedierenden Wirkung von Lormetazepam und Flunitrazepam.

2. Die Substanzen wurden intravenös binnen 60 s injiziert. Die Reihenfolge der einzelnen Narkosen war randomisiert. Die zeitliche Ablauffolge der Untersuchungen entsprach einem Doppelblindversuch. 15 Minuten vor den Injektionen wurden polygraphische EEG-Ableitungen begonnen und bis zur 4. Stunde nach den Injektionen fortgesetzt.

3. Die Vigilosomnogramme zeigten einen stärkeren hypnotischen Effekt des Flunitrazepam verglichen mit Lormetazepam. Die Wirkung trat nach Flunitrazepam schneller ein als nach Lormetazepam, und der Angleich an das Ausgangsverhalten erfolgte nach Flunitrazepam später als nach Lormetazepam.

4. Flunitrazepam führte zu einem Absinken des systolischen Mitteldruckes um 10 − 15 %, Lormetazepam dagegen nicht. Übereinstimmend mit den länger anhaltenden hypnotischen Effekten waren nach Flunitrazepam etwas häufiger amnestische Störungen festgestellt worden als nach Lormetazepam.

Summary

1. Using 3 groups each with 12 subjects (mean age 25 years), the sedative effect of lormetazepam and flunitrazepam were measured by EEG.

2. The substance was injected over 60 seconds. The order of narcosis was randdomized and the study design double blind. 15 minutes before injection, polygraphic EEG recordings were started and were continued for 4 hours after the injection.

3. The vigilosomnogram showed a stronger hypnotic effect with flunitrazepam compared to lormetazepam. The effect appeared quicker and the return to baseline occurred later with flunitrazepam compared to lormetazepam.

4. Flunitrazepam led to a mean decrease in the systolic blood pressure of between 10 − 15 %, whereas lormetazepam had no effect. Corresponding to the longer hypnotic effect after flunitrazepam amnesic disturbances were slightly more frequent than after lormetazepam.

Diskussion

G. Paschelke: Ich habe mehrere Fragen, zunächst an Herrn Kugler: Habe ich richtig verstanden, daß nach Ihren Berechnungen Flunitrazepam in einer täglichen Dosis von 2 mg/70 kg KM zu einer signifikant tieferen Schlaftiefe führt als Lormetazepam? Auf dieser Dosisebene wäre Flunitrazepam mithin deutlich stärker wirksam als Lormetazepam. Wir hatten von unseren Experimenten her den Eindruck, daß sich die

Substanzen bezüglich ihrer Wirksamkeit nicht deutlich unterscheiden, daß Flunitrazepam allenfalls geringfügig stärker wirksam ist. Eine weitere Frage richte ich an Herrn Kubicki: Ich hatte den Eindruck, daß unter Flunitrazepam Veränderungen in Ihren Meßwerten auftreten, die den Streubereich der Kontrollwerte überschreiten. Flunitrazepam vermehrte das Stadium 3 über die Streubreite hinaus, während unter Lormetazepam im Grunde nur Veränderungen innerhalb der Streubreite auftraten. Die Frage ist, ob das zum Beispiel für den Biometriker überhaupt von Bedeutung ist; sollte man nicht besser sagen, unter Lormetazepam zeigte sich eine Tendenz, die man jedoch nicht als Effekt im statistischen Sinne ansehen kann?

Mit einer weiteren Bemerkung möchte ich auf die Amnesie-Frage eingehen. Meines Wissens handelt es sich bei der unter Benzodiazepinen zu beobachtenden Amnesie um die anterograde Form, d.h. um Erinnerungsstörungen für Ereignisse, die in den Zeitraum der stärksten Wirkungsausprägung fallen. Das Erinnerungsvermögen für Ereignisse, die der Applikation vorausgehen, ist nur selten betroffen.

St. Kubicki: Das ist natürlich richtig: Es geht um anterograde Amnesien. Aber wichtiger erscheint mir noch die Beantwortung Ihrer Frage zur Wirkung von Flunitrazepam, die natürlich in kleinen Gruppen statistisch nicht so eindeutig feststeht. Wenn nicht dahinter die klinische Erfahrung stünde, daß Flunitrazepam eine sehr viel stärkere hypnotische Komponente besitzt. Wenn man mit 1 oder 2 mg Flunitrazepam eine Narkose einleitet, dann stellen sich tiefe Schlafstadien ein. Im sequentiellen Powerspektrum ergibt sich in etwa das Bild, das Sie auch bei einer Einleitung mit einem klassischen Narkotikum hätten. Hinzu kommt der für Benzodiazepine ausgeprägte beta-peak, den auch Herr Kugler eben erwähnte.

G. Haldemann: Ich möchte aus klinischer Sicht eine Frage zur Einleitungsanaesthesie stellen: Wir hatten am Anfang Mühe, Patienten mit hohen Dosen Flunitrazepam überhaupt zum Einschlafen zu bringen. Seitdem wir die Applikationsdauer verlängern, also langsam spritzen, haben wir diese Dosen auf 50 % reduzieren können; das spielt bei alten Patienten wegen der postoperativen Nachwirkungen eine entscheidende Rolle. Wie kann man sich das eigentlich erklären?

St. Kubicki: Das kann ich mir überhaupt nicht erklären, weil die Erfahrung gerade das Gegenteile lehrt, daß man nämlich mit einer sehr schnellen Anflutung mit niedrigeren Dosen einen stärkeren hypnotischen Effekt erzielt als mit einer langsamen Anflutung. Auf der Grundlage der Erfahrungen von Frau München, die 1 mg und zuweilen nochmals 1 mg intravenös zügig nachinjiziert hat, bekamen auch wir bei intravenöser Applikation eigentlich immer einen sofortigen Effekt, der spätestens etwa nach einer Minute einsetzte, für schätzungsweise 10-15 Minuten anhielt und dann langsam abflaute.

J. Kugler: Es wäre zu diskutieren, ob nicht Unterschiede in der Injektionsgeschwindigkeit die Zeitspanne vom ersten merklichen Eintritt einer Wirkung bis zum Erreichen eines optimalen Effektes beeinflussen. Wenn Sie langsam injizieren, dann wäre es möglich, daß sie durch längeres Abwarten in eine Phase geraten, in der Sie einen bereits ausgeprägten Effekt erreichen.

G. Haldemann: Das widerspricht ganz meinem klinischen Eindruck. Ich kann mit 2 mg Flunitrazepam, einer ordentlichen Dosis für einen jungen Patienten, kaum eine Anaesthesie erreichen, die mir die Intubation gestattet, d.h. der Augenreflex verschwindet nicht, die Patienten reagieren noch, nur bei fünfminütiger Applikationsdauer erreiche ich eine Anaesthesie.

St. Kubicki: Das Problem erklärt sich wahrscheinlich aus den verschiedenen Hauptwirkungsorten der Benzodiazepine und Barbiturate. Wir nehmen an, daß der entscheidende Wirkungsort der Benzodiazepine im Hippocampus zu suchen ist. Wir wissen aus früheren neurophysiologischen Untersuchungen, daß vom Hippocampus eine Weckbahn zum Hirnstamm verläuft. Hierher gehört das Phänomen der schlafenden Mutter, die nicht aufwacht, wenn Lärm ist, wohl aber dann, wenn ihr Säugling wimmert. Solche Informationen werden im Schlaf im Hirnstamm sortiert und laufen im Falle des wimmernden Säuglings zum Hippocampus. Von dort aus geht dann die Weckwirkung zum Hirnstamm.

Die Barbiturate wirken dagegen auf den Hirnstamm selbst. Genau in dieser Region liegt im wesentlichen auch die Steuerung für den REM-Schlaf, den die Barbiturate mit ihrer starken Wirkung auf den Hirnstamm unterdrücken. Daher haben wir unter Benzodiazepinen einfach die bessere, natürlichere und normalere Schlafzyklik.

A. Doenicke: Ich glaube, Herr Kubicki hat einige Fragen, die wir Anaesthesisten stellen wollten, schon beantwortet. Ich möchte aber doch, weil wir uns gerade in dieser Diskussion befinden, gleich Herrn Kettler bitten einzuhaken.

D. Kettler: Nachdem ich Ihre Befunde jetzt von der Aussage her verstanden habe, möchte ich einige aus der Sicht des Praktikers kontroverse Thesen hier anbieten und Sie bitten, darauf einzugehen.

Die erste These: Aus Ihren Befunden geht hervor, daß dieses Pharmakon wie auch andere Benzodiazepine das physiologische Nachtschlafmuster beim Schlafgesunden verändert. Wenn man davon ausgeht, daß das physiologische Schlafmuster das richtige ist, dann bewirkt Ihr Pharmakon also etwas Schlechtes, indem es das physiologische verändert.

Die zweite These: Die Übertragbarkeit der Ergebnisse beim Schlafgesunden auf den Schlafkranken ist doch wohl nur bedingt möglich.

Die dritte These: Jeder Patient muß vor einer Behandlung mit einem solchen Pharmakon auf sein persönliches Schlafmuster hin untersucht werden. Dies ist wegen der, wie Sie schon gesagt haben, großen Variabilität von Schlafstörungen unerläßlich. In der Anaesthesie ist das aus rein praktischen Gründen nicht möglich, wie wir alle wissen, so daß die Möglichkeit von Versagern und adversen Effekten doch sehr hoch angesetzt werden muß. Insgesamt kennt man gerade bei den Benzodiazepinen eine außerordentlich schlechte Injizierbarkeit. Schließlich müßten bei einem Präparat, das in der Anaesthesie eingesetzt wird, folgende Gesichtspunkte, mehr noch als die Schlafstörungen, beachtet werden: Das Pharmakon müßte bezüglich der Ausschaltung besonderer Reflexe in der Anaesthesie, d.h. im Hinblick auf die Herabsetzung der Schmerzempfindlichkeit, die Hypnose und Reflexdämpfung optimal wirksam sein und auch die Analgetika optimal ergänzen. Vielleicht können Sie dem noch einige Punkte hinzufügen.

St. Kubicki: Die Benzodiazepine haben entsprechend dem Bild der schirmenden Käseglocke das, was wir in der Klinik als schlafanstoßende Wirkung und nicht als schlafmachende Wirkung bezeichnen. Mittel, die den natürlichen Schlaf fördern, bezeichnen wir als schlafanstoßend. Wir müssen hier jetzt einmal festhalten, daß die Benzodiazepine im Prinzip schlafanstoßend - oder besser gesagt „schlafstörungsabschirmend" wirken. Nun ist noch zu bemerken, daß nicht alle Benzodiazepine so wirken. Wir sahen ja gerade beim Flunitrazepam, daß dies eine sehr starke hypnotische Wirkung hat. Der Wirkungsbereich und Effekt ist bei den einzelnen Benzodiazepinen schon ein bißchen unterschiedlich. Während Lormetazepam

7.9

mehr den geschilderten Käseglocken-Effekt hat, liegt bei Flunitrazepam ganz offensichtlich eher der Effekt einer Stammhirndämpfung vor, wodurch bei der unmittelbaren Injektion das elektrobiologische Bild einer Narkose auftritt.

Nun kommt hinzu, daß bei einer Steigerung der Dosierung auch die Nebenwirkungen zunehmen. Eine der Nebenwirkungen der Benzodiazepine ist bei einer höheren Dosierung, daß die narkotische Komponente stärker zur Geltung kommt und den abschirmenden Effekt zudeckt.

Bei relativ hohen Dosierungen kann eine Wirkungsähnlichkeit der einzelnen Benzodiazepine erzwungen werden. Was nun die Anaesthesie betrifft, sind zwei Dinge interessant. Wenn Sie eine Anxiolyse wünschen, können Sie nichts besseres geben als ein Anxiolytikum, also ein Benzodiazepin. Und wenn Sie mit Thalamonal® (Droperidol und Fentanyl) prämedizieren, dann haben Sie auch schon ein ganz schön wirksames Anaesthetikum eingesetzt.

Dasselbe geschieht doch auch bei Hutschenreuther in Saarbrücken, der vorwiegend mit Diazepam einleitet und dann eine normale Neuroleptanalgesie aufsetzt. Welche Substanzen man wählt, hängt doch sehr stark von der Forderung ab, die an die Anaesthesie gestellt wird.

D. Kettler: Eine ad hoc Bemerkung. Meine Überzeugung ist, daß diese Pharmaka in der Anaesthesie nicht besonders gut sind, da es eine hohe Zahl unterschiedlicher Reaktionen auf die Benzodiazepine gibt. Während sie im Gegensatz dazu mit den Barbituraten jeden zum Schlafen kriegen, liegt bei diesem Mittel vielleicht neurophysiologisch gar kein Schlafen vor. Jedenfalls für die Praxis gesehen ist es ein Problem.

H. Bauer: Ich habe als Outsider keine Frage zur Klinik oder Pharmakologie dieser Substanzen, aber ich habe große Verständnisprobleme bezüglich der statistischen Aussagekraft. Wenn ich die Studie sehe von Herrn Kubicki, dann wird hier ein Mittelwert aus 3 Probanden in der Verum-Gruppe einer Mittelwertskurve mit Streuungen von 33 aus der Plazebogruppe gegenübergestellt. Ich weiß nicht, wie weit man da gehen kann bzgl. der Aussagekraft einer solchen Studie, wenn man einerseits die Verumgruppe mit der Plazebogruppe vergleicht oder gar dann auch noch Vergleiche anstellt bezüglich unterschiedlicher Wirksamkeit innerhalb der Verumgruppe.

W.M. Herrmann: Ich glaube, hier ist ein Mißverständnis auszuräumen, es sind Dosiswirkungsstudien mit 3 Probanden je Dosisgruppe. Dargestellt ist im Verlauf die Plazebowirkung der Vornacht über die Zeit, und da es sich da um 33 Probanden handelt, ist auch die Angabe einer Standardabweichung sinnvoll. Es ist also hier lediglich eine Deskription und nicht eine statistische Aussage.

H. Bauer: Das würde ich persönlich für die Darstellung und für die Aussagekraft besser finden, wenn Sie von den 3 Probanden die Einzelkurven darstellen. Denn aus 3 Probanden eine Mittelwertskurve dazustellen, finde ich bezüglich der Aussagekraft etwas ungünstig, denn es kann bei den 3 ohne weiteres sein, daß einer im oberen Grenzbereich, einer im unteren Grenzbereich liegt und sich dadurch eine ideale Mittelwertskurve ergibt. Ich meine, rein zur Darstellung und für mich zum Verständnis wäre es vielleicht günstiger, jeweils die Einzelkurven bei dieser kleinen Zahl von 3 darzustellen und nicht aus 3 eine Mittelwertskurve zu machen und die den anderen gegenüberzustellen.

St. Kubicki: Das kann eine gute Anregung sein.

J. Kilian: Noch mal zurück zu Ihren Befunden. Sie sprachen von der Unterstützung der Schlafqualitäten durch das Medikament. Ich glaube, wir sollten hier noch unterscheiden, ob wir das Medikament, und das ist meine Frage an Sie, als Schlafmittel am Abend, z.B. vor der Operation oder als Prämedikationsmittel geben wollen. D.h. unterstützt Lormetazepam den normalen Schlafrhythmus oder kann es eingreifen, obwohl der Patient gerade in einer Wachphase ist? Kann es den Patienten trotzdem zum Schlafen bringen? Dann wäre es ein Prämedikationsmittel; wir gäben das Medikament dann am frühen Morgen. Kann man da einen Unterschied im Medikament herausfinden? Ist es nur ein Schlafmittel oder auch ein Prämedikationsmittel?

St. Kubicki: Wir kommen eben von zwei Seiten. Unsere Fragestellung war: Wie wollen wir die Substanz als Schlafmittel einsetzen? Die Fragestellung von Herrn Doenicke lautet dagegen: Wie kann man sie in der Anaesthesie verwenden? Diazepam wird ja als Schlafmittel und auch in der Anaesthesie verwendet. Im Grunde gilt das doch für Barbiturate auch. Anaesthesisten verwandten Hexobarbital früher als Narkotikum, Nichtanaesthesisten als Hypnotikum. Die Frage an mich war: Ist Lormetazepam ein gutes Schlafmittel?

Das können wir bejahen. Unsere Untersuchungsanordnung war eben nicht auf anaesthesiologische Probleme eingestellt.

A. Doenicke: Ich glaube, hier sollten wir differenzieren zwischen Applikation p.o. und i.v. Wir kommen nachher nochmal zu dem Problem der i.v. Applikation und gehen jetzt zu Ihrer Frage der Prämedikation über.

J. Kugler: Wir haben Untersuchungen im Nachtschlaf durch Untersuchungen nach der Prämedikation oder bei der Gabe untertags ergänzt. Gewisse Substanzen kann man als Antikonvulsivum, als Schlafmittel oder als Antipsychotikum verwenden. Mit gewissen Tranquillantien kann man durch i.v.–Gabe Schlafeintritt erzwingen und somit die Prämedikation mit diesen Substanzen rechtfertigen.

Lormetazepam verändert das physiologische Nachtschlafmuster bei Gesunden nicht negativ, wie Herr Kettler vermutete; das war ein Grund, die Hypothese auszusprechen, daß es zur Prämedikation geeignet sei. Viele andere zur Prämedikation benutzte Substanzen beeinflussen aber die Nachtschlafzyklen stärker negativ. Es heißt also, jene Substanzen zu benutzen, die die geringsten störenden Effekte haben.

Eine Übertragung der Befunde von Gesunden auf Kranke ist nicht uneingeschränkt möglich, weil bei diesen die unterschiedlichen Ausgangssituationen viel größere Streuung der Effekte erwarten lassen. Die Schlafzyklen beim Kranken sind anders aufgebaut als beim Gesunden und können gestört sein. Das kann uns aber nicht davon abbringen, die Pharmakodynamik zunächst einmal bei ungestörten Verhältnissen zu untersuchen, um dann die optimalen Hinweise für Kranke zu erhalten. Man müßte bei jedem Patienten das persönliche Schlafmuster untersuchen. Dazu muß man keinen großen Aufwand betreiben, dazu würden unter Umständen einfache Fragebögen genügen.

Schon die einfache Unterscheidung, ob jemand Plumpsschläfer, Delphinschläfer oder Gleitschläfer ist, könnte ohne großen technischen Aufwand erfolgen. Solche Unterteilungen würden sich sehr wahrscheinlich auch für die Klinik nützlich erweisen.

Rasche Induktion eines Schlafes bewirkt möglicherweise auch eine kurze retrograde Amnesie. Wir benötigen für die Übernahme von Wahrnehmungen aus dem Immediatspeicher in das Kurzzeitgedächtnis eine Mindestfixationszeit von etwa 20 − 30 Sekunden. Eine retrograde Amnesie kann bei sehr schneller Anflutung von Narkotika entstehen.

Außerdem spielen psychologische Phänomene des Verdrängens neben der ungenügenden Fixation im Immediatgedächtnis eine Rolle. Für die amnestischen Episoden nach Flunitrazepamgabe sind die Minimalstörungen dieser Übernahmefunktion von Bedeutung.

St. Kubicki: Darf ich kurz an etwas erinnern, weil es da hineinpaßt. In Bremen hatten wir berichtet, daß Patienten, deren Neuroleptanalgesie mit Diazepam eingeleitet worden war, sich an die Injektion nicht mehr erinnern konnten. Bei diesen Patienten setzte die Memory-Bildung schon vor der Narkose aus. Das paßt zu dem, was Herr Kugler eben gesagt hat.

A. Doenicke: Ich möchte noch etwas zur Wechselwirkung Benzodiazepine mit Lachgas sagen. Die Benzodiazepine besitzen im Gegensatz zu den Barbituraten eine supraadditive Wirkung. Die Barbiturate wirken in Kombination mit Lachgas infraadditiv. Wir erzielen also mit den Benzodiazepinen in der Prämedikation wesentlich günstigere Effekte auf den Schlaf, so daß wir bei der Kombination Benzodiazepin/Lachgas voraussichtlich mehr Pharmaka, z.B. Halothan oder auch Fentanyl einsparen können. Diese Ergebnisse sind an Tieren von Stumpf erzielt worden. Mit einer sorgfältigen Analyse können wir auch in der Klinik feststellen, daß mit wesentlich weniger Fentanyl oder Halothan auszukommen ist, seitdem die Prämedikation mit Flunitrazepam oder Lormetazepam erfolgt. Vielleicht können wir von den Neurophysiologen mehr über die Wirkung dieser Substanzen am Gehirn erfahren.

St. Kubicki: Lachgas hat eine ganz starke zentrale Wirkung; im übrigen hat es aber auch eine periphere analgetische Wirkung. Im dienzephal-mesenzephalen Übergangsbereich liegen zudem die Funktionszentren für Schmerzidentifikation und Wachsein, der Nucleus limitans und die Reticularis ganz unmittelbar nebeneinander und sprechen auf Drogen z.T. auch ähnlich an. Daher kommt es offensichtlich, daß starke Analgetika wie Fentanyl auch eine narkotische Wirkung haben und Narkotika möglicherweise auch eine analgetische.

B. Grote: Eine Frage wurde heute zweimal angesprochen. Bei Benzodiazepinen kommt es nach einigen Tagen, einer Woche oder länger zu einer Toleranzentwicklung. Von Lorazepam liegen bei Dauergabe Blutspiegeluntersuchungen vor, und da zeigt es sich, daß die Blutspiegel nicht abfallen, daß also auf diesem Wege keine Erklärung für eine Toleranzentwicklung zu finden ist. Haben die EEGisten eine Erklärung dafür?

G. Paschelke: Pharmakokinetische Untersuchungen beim Menschen unter Mehrfachverabreichung von Lormetazepam wurden noch nicht durchgeführt. Zur Frage einer möglichen Toleranzentwicklung möchte ich sagen, daß es sich bei Benzodiazepinen im allgemeinen eher um eine pharmakologische Toleranzentwicklung handeln dürfte, d.h. die Rezeptorstrukturen im Zentralnervensystem nehmen in ihrer Sensitivität ab, so daß die Wirksamkeit der Benzodiazepine bei langfristig wiederholter Verabreichung nachläßt. Bei Flurazepam, das über langlebige, aktive Intermediärmetaboliten biotransformiert wird und auch bei Dauerverabreichung keine nachlassende Wirksamkeit zeigt, deutet sich an, daß dieser Gegenregulation auf eine chronische Wirkstoffzufuhr durch geschicktes ‚drug design' begegnet werden kann. Es ist vorstellbar, daß in diesem Falle die Toleranzentwicklung durch Kumulation aktiver Metaboliten kompensiert wird. Da bei einem 3-Hydroxybenzodiazepin keine aktiven Metaboliten entstehen, deren Halbwertszeit die des Wirkstoffs überschreitet, ist bei längerfristiger Anwendung von Lormetazepam keine verdeckte Dosissteigerung zu befürchten.

E. Göb: Ich hätte mehr eine prinzipielle Frage, vielleicht vornehmlich an die EEGisten und zwar, ob der Normalschlaf mit dem Narkoseschlaf zu vergleichen ist. Sie haben gesagt, daß es im Normalschlaf eine spontane Rhythmik gibt. Die erste Frage ist, gibt es die im Narkoseschlaf auch? Die zweite Frage, Sie haben gesagt, daß es im Normalschlaf besonders günstige Schlafstadien gibt, d.h. damit der Patient sich ausgeruht fühlt, ist es notwendig, daß er REM-Phasen hat, gibt es so etwas ähnliches, vergleichbares auch für den Narkoseschlaf, daß eben die Narkose besonders gut beurteilt wird, wenn er beispielsweise solche gewisse Stadien in der Narkose mit drin hat, oder daß er sich schlecht fühlt, wenn diese nicht vorhanden sind.

St. Kubicki: Schlaf und Narkose sind nicht dasselbe. Selbst wenn gewisse Parallelen dazu verleiten, das zu meinen. Für die Anaesthesie ist es zudem völlig egal, ob das REM-Zentrum unterdrückt wird oder nicht. Eine andere Frage aber wäre: Wie ist denn die der Anaesthesie folgende Nacht? Besteht ein Hangover? Wird die folgende Nacht bezüglich der Schlafzyklik stark beeinträchtigt oder nicht? Das sind Fragen, die überhaupt noch nicht untersucht wurden. Im Koma ist — aufgrund der letzten Beobachtungen — die Schlafzyklik nicht völlig ausgeschaltet, erst im Koma mit Zusammenbruch der vegetativen Funktionen. Sie können also unterstellen, daß auch die Narkose die Schlafzyklik nicht völlig unterdrückt.

Nur werden Sie es nicht nachweisen können, da Lärm und Schmerzreize den Patienten in der Narkose nicht „einschlafen" lassen.

A. Doenicke: Dabei stellt sich mir die Frage, ist Dehydrobenzperidol nicht eine solche Substanz, die in der darauffolgenden Nacht die Schlafstörungen oder den Schlaf verändert?

St. Kubicki: Ich empfehle das einmal in einer groß angelegten Studie zu untersuchen.

A. Doenicke: Ich bin sehr dankbar, daß dies noch angesprochen wurde, denn aus unseren klinischen Erfahrungen und Beobachtungen haben wir festgestellt, daß die Patienten nach einer Neuroleptanalgesie mit hohen Dosen DHB einen ausgesprochen wachen Eindruck nach kurzen Weckreizen gemacht haben. Die Kombination mit Sedativa scheint hier ein Ansatzpunkt für weitere Überlegungen zu sein.

8 Blutgasveränderungen nach Gabe von Lormetazepam und Flunitrazepam

Suttmann, H., Doenicke, A., Sobler, W., Hiebl, R.

Einleitung

Die Aufgabe der Atemregulation besteht in der Anpassung des geförderten Gasvolumens an die Erfordernisse des Stoffwechsels. Diese Steuerung erfolgt einerseits in einem geschlossenen Regelkreis über den Feedback-Mechanismus der Blutgase und des Serum-pH und zum andern in einer offenen Regelung über Muskelaktivität und psychische Größen wie Angst und Schmerz. Allein die Erwartung einer Muskelanspannung führt im Sinne einer Bereitstellungsreaktion zur Steigerung des Atemminutenvolumens, d.h. die Atmung folgt sowohl willkürlicher als auch autonomer Innervation (Abb. 1). Unter den vitalen Organfunktionen nimmt sie bezüglich ihrer zentralnervösen Steuerung eine interessante Zwischenstellung ein. Ermittelt man die Steigerung des Atemminutenvolumens durch die verschiedenen Atemantriebe, so zeigt sich, daß der Einfluß der Blutgase im Vergleich mit den anderen Atemantrieben nicht überschätzt werden darf! (5) (Abb. 2).

Teil der Rhythmogenese sind die im Stammhirn einlaufenden Afferenzen aus der Peripherie. Eine zentrale Unterdrückung dieser Aktivitäten kann bis zum Atemstillstand führen. Beeindruckende Erscheinungsform dieses Sachverhaltes ist der Fentanyl-induzierte Atemstillstand. Der schlafende Patient „vergißt" das Atmen. Nach Fentanylgabe kann er leicht durch fortlaufende Ansprache zum Atmen angeregt werden, läßt man ihn jedoch unbeaufsichtigt, so ist der Atemantrieb, der von der Verschiebung der arteriellen Blutgase ausgeht, nicht stark genug, den Atemstillstand aufzuheben.

Da die Wirkung der Benzodiazepine auch als Hemmung aktivierender Neuronen im aufsteigenden retikulären System beschrieben wird, ist eine mögliche Beeinflussung der Atmung zu berücksichtigen. Für die vorliegenden Untersuchungen ergeben sich drei Fragen:

1. Haben die beiden Benzodiazepine Flunitrazepam und Lormetazepam einen Einfluß auf die Atmung (2,4,8)?

2. Ist die Wirkung dosisabhängig?

3. Ist der Einfluß bei beiden Pharmaka unterschiedlich stark ausgeprägt (6)?

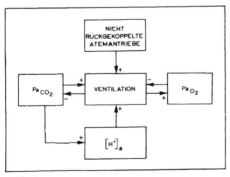

Abb. 1
Schema der Atemregulation (5)

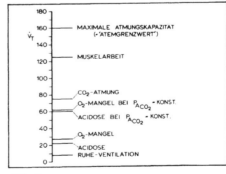

Abb. 2
Quantitativer Einfluß der verschiedenen Atemantriebe auf die Ventilation

Methodik

Die Untersuchung wurde an 36 gesunden Versuchspersonen im Alter von 19 bis 36 Jahren durchgeführt. Jeder Proband wurde im Abstand von mindestens 14 Tagen zweimal behandelt, so daß n = 72 Applikationen vorgenommen wurden.

Design: Es handelt sich um eine prospektive Doppelblind-Studie, in der nach Randomisierung die beiden Medikamente in gleicher Dosierung crossover an einem Probanden zur Anwendung kamen.

Pharmaka: Als Prüfsubstanzen standen sich Flunitrazepam und Lormetazepam im Vergleich gegenüber.

Flunitrazepam ist ein 5- (2-Fluorphenyl) -1-methyl-7-nitro-2,3-dihydro-1H-1,4-benzodiazepin-2-on; Summenformel $C_{16} H_{12} FN_3 O_3$ (1,3).

Lormetazepam ist ein 7-Chlor-5- (2-chlorphenyl) -3-hydroxy-1-methyl-2,3-dihydro-1-H-1,4-benzodiazepin-2-on; Summenformel: $C_{16} H_{12} Cl_2 N_2 O_2$ (8).

Dosierung: Von beiden Medikamenten wurden jeweils 0.5, 1 und 2 mg auf 10 ml mit Na Cl aufgezogen und in einer verklebten Spritze für die Injektion bereitgestellt.

Applikationsform: Die Medikamente wurden in eine laufende Elektrolytinfusion injiziert, die über einen 18 G Venenkatheter am Unterarm des Probanden angelegt war. Die 10 ml wurden innerhalb von 30 Sekunden verabreicht.

Blutproben: Die Blutproben wurden aus einem in der A.radialis liegenden Katheter zu den Zeiten -10, 0, 1, 3, 5, 7, 10, 15, 20, 30, 45 u. 60 min entnommen, wobei 0 den Zeitpunkt der Injektion darstellt.

Die Messung der Blutgase erfolgte am Corning-Blutgasautomaten 175. Die Bestimmung erfolgte innerhalb 30 Minuten, die Proben wurden bis zur Messung im Eisbad aufgehoben.

Ablauf: Jeder Proband durchlief im Abstand von 14 Tagen einen dreitägigen Untersuchungszyklus (s. Abb. 1 in (7)). Während einer vierstündigen Monitoring-Phase wurde über den Radialiskatheter die arteriellen Blutproben entnommen und kontinuierlich der Blutdruck gemessen und die Atemkurve aufgezeichnet.

Ergebnisse

In den nachfolgenden Abbildungen (3 bis 6) sind die Verläufe des Sauerstoffpartialdrucks (pO_2) und des Kohlendioxidpartialdrucks (pCO_2) wiedergegeben.

Die Daten wurden zur rechnergestützten Auswertung aufbereitet. Nach einfacher Varianzanalyse ergab sich auf dem 1 %- Niveau ein signifikanter Unterschied für

— pO_2 nach Gabe von Flunitrazepam sowohl bei 0.5 mg als auch bei 2 mg, zum Zeitpunkt +3 und +5 gegenüber dem Ausgangswert

— pCO_2 nach Gabe von Flunitrazepam sowohl bei 0.5 mg als auch bei 2 mg, zum Zeitpunkt +3 und +5 gegenüber dem Ausgangswert

— für Flunitrazepam 1 mg ergeben sich zwar optisch die gleichen Verhältnisse, es konnte aber kein signifikanter Unterschied errechnet werden

— für Lormetazepam ergeben sich in allen Dosierungen wesentlich dezentere Veränderungen, die prinzipiell ein ähnliches Verhalten erkennen lassen, jedoch zu keiner Zeit einen signifikanten Unterschied gegenüber dem Ausgangsverhalten zeigen.

8.2

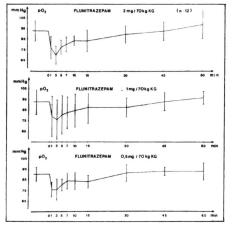

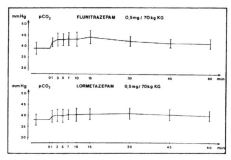

Abb. 5
Vergleich des arteriellen Kohlendioxidpartialdrucks im Blut nach Gabe von 0.5 mg Flunitrazepam und 0.5 mg Lormetazepam

Abb. 3
Verlauf des arteriellen Sauerstoffpartialdrucks
im Blut nach i.v.-Gabe von verschiedenen Dosen von Flunitrazepam

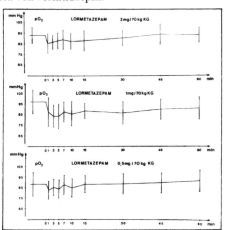

Abb. 4
Verlauf des arteriellen Sauerstoffpartialdrucks
im Blut nach i.v.-Gabe von Lormetazepam in
drei verschiedenen Dosen

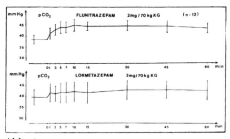

Abb. 6
Vergleich des arteriellen Kohlendioxidpartialdrucks im Blut nach Gabe von 2 mg Flunitrazepam und Lormetazepam

Diskussion

Anhand einer schematischen Darstellung des arteriellen Sauerstoffpartialdrucks soll zunächst allgemein die Frage nach einer Wirkung der beiden Benzodiazepine auf die Atmung erörtert
werden (Abb. 7).

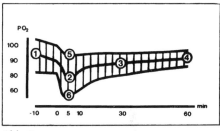

Abb. 7
Verhalten des Sauerstoffpartialdrucks nach
i.v.-Applikation eines

Markierungspunkt 1 :

Zum Zeitpunkt -10 zeigen die Mittelwerte des arteriellen Sauerstoffpartialdrucks bei allen Untersuchungen eine
Erhöhung über den physiologischen Ruhewert. Diese Abweichung wird durch
den „Streß" der Probanden erklärt, der
mit dem Legen des intravenösen und
vor allem des intraarteriellen Katheters
verbunden war und bei der Mehrzahl
der Probanden zu einer deutlichen Hy-
perventilation geführt hat. Eine Sen-
kung des arteriellen Sauerstoffpartialdrucks erfolgte in der 10-minütigen

Ruhephase vor der Injektion. Dieser Befund verdeutlicht die Empfindlichkeit der Blutgase gegenüber emotioneller Beeinflussung.

Markierungspunkt 2 :

Der Abfall des arteriellen Sauerstoffpartialdrucks ist bei allen Versuchen nach i.v.-Gabe der Benzodiazepine bereits 1 min nach Injektion deutlich und erreicht seinen Höhepunkt nach ca. 3 − 5 min.

Markierungspunkt 3 :

Nach 10 min kehrt der Sauerstoffpartialdruck wieder auf den Ruhewert zurück.

Markierungspunkt 4 :

In den ersten 30 min nach Injektion normalisiert sich der arterielle Sauerstoffpartialdruck wieder, um dann bis zur 60. Minute im Mittel sogar über die Norm anzusteigen. Möglicherweise kommt hierin, neben der kompensatorischen Reaktion auf die eingegangene Sauerstoffschuld, der verminderte O_2-Verbrauch durch die muskelrelaxierende Wirkung der beiden Substanzen zur Geltung.

Markierungspunkt 5 und Markierungspunkt 6 :

Interessant ist die weite Streuung, vor allem in der kritischen Phase bei gleicher Medikation und gleicher Dosierung innerhalb einer Gruppe.

Markierungspunkt 5 :

Es gibt Probanden, deren arterieller Sauerstoffpartialdruck während der gesamten Untersuchung über dem physiologischen Normbereich liegt.

Markierungspunkt 6 :

Andere Probanden reagieren mit starkem Abfall. Dieser breite, interindividuelle Spielraum, der für die Benzodiazepine typisch ist, wird besonders in Abb. 3, Flunitrazepam 1 mg, deutlich.

Unter Ruheatmung ist der O_2-Mangelantrieb des arteriellen Sauerstoffpartialdrucks um 50 mmHg relativ gering. Dieses Verhalten ist aus der Sauerstoff-Sättigungskurve verständlich (Abb. 8). Z.B. sind bei 50 mm Hg ca. 80 % des Hämoglobins gesättigt und so keine nennenswerte Beeinträchtigung der Sauerstofftransportkapazität gegeben. Der arterielle Sauerstoffpartialdruck lag bei allen Probanden über 50 mmHg.

In ihrer Tendenz gleich, aber weniger ausgeprägt, sind die Veränderungen des arteriellen Kohlendioxidpartialdrucks. Die Mittelwerte bleiben bei allen Versuchen im Bereich der physiologischen Norm. Die größere Toleranz des Kohlendioxidpartialdrucks gegenüber dem Sauerstoffpartialdruck bezüglich eines verminderten Atemminutenvolumens ist aus der ausgleichenden Funktion des Blut-Puffersystems erklärlich.

Zu den eingangs aufgestellten Hypothesen sind nach diesen Ergebnissen folgende Aussagen zu treffen: Lormetazepam hat einen äußerst geringen Einfluß auf die Atmung. Sowohl bei

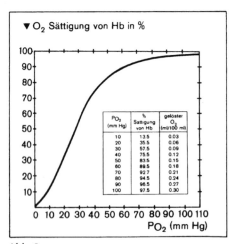

Abb. 8
Partialdruckabhängige Sauerstoffsättigung von Hämoglobin

einer Dosierung von 0.5 mg, die bereits einen deutlichen sedierenden Effekt zeigt, wie auch bei 2 mg, fallen die Mittelwerte des arteriellen Sauerstoffpartialdrucks nicht aus dem physiologischen Normalbereich (8).

Vergleicht man die beiden geprüften Substanzen untereinander, so ist die Beeinträchtigung der Atmung durch Lormetazepam deutlich geringer als durch Flunitrazepam. Zugrunde gelegt sind äquipotente Dosen. Diese Annahme ist für die Dosen 0.5 mg und 1 mg durch Schlaftiefenbestimmung mittels EEG-Auswertung gesichert (p < .05). Der Vergleich des arteriellen Sauerstoffpartialdrucks bei Gabe von 0.5 und 2 mg Flunitrazepam ergibt, daß bereits bei der niedrigen Dosierung der Sauerstoffpartialdruck unter die physiologische Norm tritt. Dasselbe ergibt sich auch für die höhere Dosierung von 2 mg, d.h. die atemdepressive Wirkung von Flunitrazepam ist bei i.v.-Gabe für die untersuchten Dosierungen dosisunabhängig (2, 4,) so daß grundsätzlich eine sorgfältige Kontrolle der Atemfunktion, zumindest in den ersten 20 min , erforderlich ist.

Zusammenfassung

Die Untersuchung an 36 gesunden Versuchspersonen im Alter von 19 bis 36 Jahren hat einen deutlichen Einfluß von 0.5 mg und 2 mg i.v. appliziertem Flunitrazepam auf den arteriellen Sauerstoffpartialdruck ergeben.

Dagegen ist unter Lormetazepam bei gleicher Dosierung der Einfluß sehr gering. Die interindividuelle Reaktion weist bei beiden Substanzen eine weite Streuung auf. Die atemdepressive Wirkung von Flunitrazepam erwies sich als dosisunabhängig. Die i.v.-Gabe von Flunitrazepam sollte nicht ohne Überwachung der Atmung für mindestens 20 Minuten erfolgen.

Summary

A trial with 36 healthy volunteers aged 19 to 36 years showed a clear influence of 0.5 and 2 mg flunitrazepam i.v. on oxygen partial pressure. With the same doses of lormetazepam the influence is very small. Interindividual reactions were widly distributed with both drugs. The depressive effect of flunitrazepam on breathing proved not to be dose related. The i.v. application of flunitrazepam should always be followed by observation of breathing for at least 20 minutes.

Referenzen

1. Amrein, R. (1978):
Zur Pharmakokinetik und zum Metabolismus von Flunitrazepam. In: Ahnefeld, F.W., Bergmann, H., Burn, C., Dick, W., Halmügyi, M., Hossli, G., Rügheimer, E. (Hrsg.): Klinische Anästhesiologie und Intensivtherapie 17 — Rohypnol (Flunitrazepam): Pharmakologische Grundlagen — Klinische Anwendung, Springer Berlin, Heidelberg, New York, 8-24

2. Benke, A., Balogh, B., Reich-Hilscher, B. (1975):
Der Einfluß von Flunitrazepam (Rohypnol) auf die Atmung. Wien. Klin. Wschr. 37, 656

3. Bergmann, H. (1978):
Anwendung und Dosierung von Flunitrazepam im Rahmen der Allgemeinanaesthesie. In: Ahnefeld, F.W., Bergmann, H., Burn, C., Dick, W., Halmügyi, M., Hossli, G., Rügheimer, E. (Hrsg.): Klinische Anästhesiologie und Intensivtherapie 17 — Rohypnol (Flunitrazepam): Pharmakologische Grundlagen — Klinische Anwendung, Springer Berlin, Heidelberg, New York, 130-147

4. Doenicke, A., Suttmann, H., Sohler, W. (1978):
Der Einfluß von Flunitrazepam und Lormetazepam auf die Blutgase. In: Ahnefeld, F.W., Bergmann, H., Burn, C., Dick, W., Halmügyi, M., Hossli, G., Rügheimer, E. (Hrsg.): Klinische Anästhesiologie und Intensivtherapie 17 — Rohypnol (Flunitrazepam): Pharmakologische Grundlagen — Klinische Anwendung, Springer Berlin, Heidelberg, New York, 93-98

5. Piiper, J., Koepchen, H.P., (1979):
Atmung; In: Gauer, O.H., Kramer, K., Jung,
R.: Physiologie des Menschen Bd. 6, Urban
und Schwarzenberg, München, Berlin, Wien

6. Kugler, H., Doenicke, A., Suttmann, H.,
Laub, M., Speth, M., Woeller, L.(1978):
Einfluß von Flunitrazepam auf Verhalten
und Psyche. In: Ahnefeld, F.W., Bergmann,
H., Burn, C., Dick, W., Halmügyi, M., Hossli,
G., Rügheimer, E. (Hrsg.): Klinische Anästhe-
siologie und Intensivtherapie 17 — Rohypnol
(Flunitrazepam): Pharmakologische Grund-
lagen — Klinische Anwendung, Springer Ber-
lin, Heidelberg, New York, 54-61

7. Kugler, A., Doenicke, A., Suttmann, H.,
Laub, M., Speth, M., Woeller, L. (1980):
Ein Vergleich der hypnotischen Effekte von
Flunitrazepam und Lormetazepam, in: Doe-
nicke, A., Ott, H.: Lormetazepam (Nocta-
mid®), Springer, Berlin, Heidelberg, New
York, 7.1-7.7

8. Hümpel, M., Nieuweboer, B., Milius, W.,
Hanke, H., Wendt, H.:
Kinetics and Biotransformation of Lormetazepam — II. Radioimmunologic Determination in Plasma and Urine of Young and Elderly Subjects: First-Pass Effect, Journal of
Clinical Pharmacology and Therapeutics (accepted for publication in 1980)

9. Schmitz, J.E., Lotz, P., Bock, K.H., Fisse-
ler, A., Ahnefeld, F.W. (1978):
Auswirkung des Flunitrazepam auf die Atmung. In: Ahnefeld, F.W., Bergmann, H.,
Burn, C., Dick, W., Halmügyi, M., Hossli, G.,
Rügheimer, E. (Hrsg.): Klinische Anästhesiologie und Intensivtherapie 17 — Rohypnol (Flunitrazepam): Pharmakologische Grundlagen —
Klinische Anwendung, Springer Berlin, Heidelberg, New York, 67-81

9 Blutgasveränderungen nach Diazepam oder Lormetazepam in Kombination mit Etomidat

Doenicke, A., Hug, P., Dittmann, I., Wittschier, M.

Etomidat hat sich als Hypnotikum zur Einleitung einer Anaesthesie bewährt, da es sich als besonders kreislaufstabil erwies (1,2,3,8).

Nach alleiniger Applikation von Etomidat treten in einem hohen Prozentsatz Myokloni auf, daher wurde eine Prämedikation mit einem Sedativum und auch mit Analgetika empfohlen (2,5).

Klinische und experimentelle Untersuchungen wurden bisher nur mit Diazepam durchgeführt. Eine Vergleichsstudie Diazepam mit dem neuen Benzodiazepin Lormetazepam (SHF 312 BB) und anschließender Etomidatinjektion fehlten bisher.

Ziel dieser Untersuchung ist es, die Blutgase zu messen, um eventuell eine azidotische Stoffwechsellage, die eine Histaminfreisetzung begünstigen könnte, auszuschließen. Da Etomidat in entsprechender Dosierung eine Apnoe zu induzieren vermag und Benzodiazepine ebenfalls atemdepressiv wirken können, kann ein additiver Effekt beider Substanzen erwartet werden.

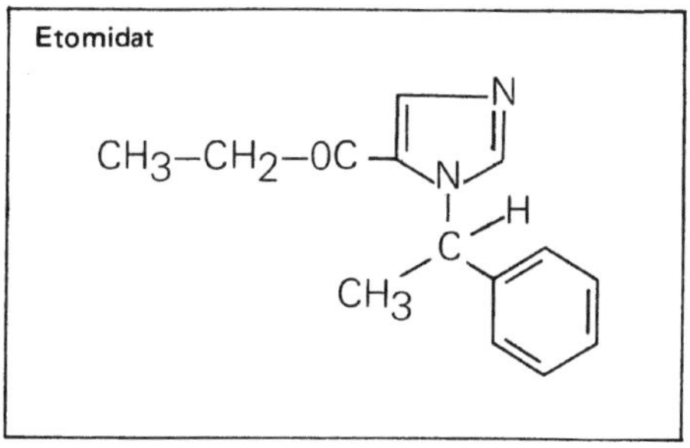

Methodik
Pharmaka

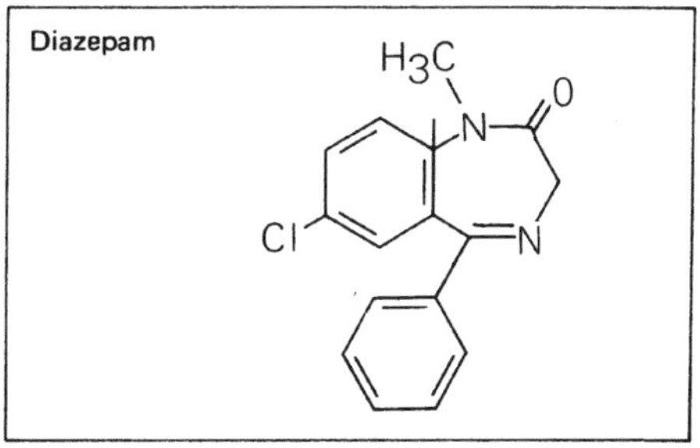

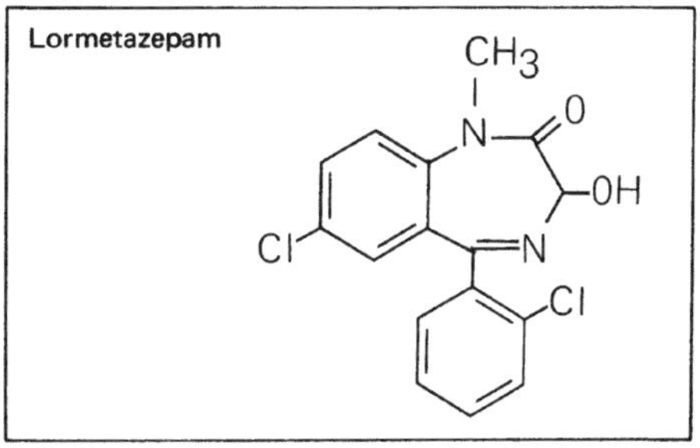

Etomidat

Etomidat ist ein intravenös applizierbares Ultrakurzhypnotikum ohne analgesierenden Effekt. Chemisch ist es ein Äthyl-1-(methyl-benzyl)-imidazol-5-carboxylat mit einer Molekularmasse von 244,28 (Abb. 1)

Diazepam

Chemisch ist es der Reihe der Benzodiazepinderivate zuzuordnen. Es hat die Zusammensetzung 7-Chlor-1-methyl-5-

Abb. 1

Abb. 2

Abb. 3

phenyl-2,3-dihydro-1 H-1,4-benzodiazepin-2-on. (Abb. 2).

Der Abbau erfolgt relativ langsam. Metaboliten werden erst im Verlauf von einigen Tagen restlos ausgeschieden.

Lormetazepam

Lormetazepam ist ein Benzodiazepinderivat. Es hat die Zusammensetzung 7-Chlor-5-(2-chlorphenyl)-3-hydroxy-1-methyl-2,3-dihydro-1 H-1,4benzodiazepin-2-on (Abb. 3). Die Molekularmasse beträgt 335,19, die Halbwertszeit beträgt 11 bis 13 Stunden.

9.1

An der Prüfung nahmen 10 männliche, gesunde Probanden teil. Die Untersuchung wurde als randomisierte, einfachblinde Crossover-Studie durchgeführt. Aufgrund der Löslichkeitseigenschaften von Diazepam war es nicht möglich, dieses auf ein Volumen zu verdünnen, das dem applizierten Lormetazepam entsprochen hätte.

Die Dosierung war folgende:

Diazepam	10,0	mg/70	kg KM
Lormetazepam	1,0	mg/70	kg KM
Etomidat	0,15	mg/	kg KM

Meßparameter

Für die Gesamtstudie:

1. Histaminbestimmung (7);
2. Vitalfunktion:
arterielle Herzfrequenz- und Blutdruckregistrierung, kontinuierliche Aufzeichnung der Atemfrequenz und Atemtiefe;
3. EEG (6);
4. Arterielle Blutgasanalyse:
   - pH
   - pCO_2 (Kohlendioxidpartialdruck)
   - pO_2 (Sauerstoffpartialdruck)
   - HCO_3 (Bicarbonat)
   - BE (Basenüberschuß)
   - O_2 Sät% (prozentuale Sauerstoffsättigung d. Hämoglobins)
   - Hb
   - O_2 CT Vol%

Versuchsanordnung

Unter Lokalanaesthesie mit 1%iger Mepivacain-Lösung wurde die Arteria radialis oberhalb des Handgelenks punktiert und ein flexibler Katheter (Abbocath 14) gelegt.

Eine Armvene am selben Arm wurde punktiert, um Elektrolytlösung zum Volumenausgleich infundieren sowie die entsprechenden Prüfsubstanzen intravenös applizieren zu können.

Für die Plasmahistaminbestimmung wurde ein Katheter (Abbocath 14) in eine große Armvene des anderen Armes gelegt und mit einem Dreiwegehahn zwischen den Blutentnahmen verschlossen.

Auf die Parameter Histaminbestimmung, EEG-Untersuchung sowie auf den Versuchsablauf wurde ausführlich eingegangen (6,7).

Versuchsdurchführung der Blutgasanalyse

Die Injektion der Benzodiazepine (Diazepam bzw. Lormetazepam) erfolgte bei -1' über 60 s, die Injektion von Etomidat in der 29. Minute ebenfalls über 60 s.

Von der Blutentnahme wurde jeweils ca. 1 ml Blut verworfen, um eine möglichst reine Probe zu erhalten. Das arterielle System wurde sofort nach der Entnahme durch einen kurzen Zug am Ventil (Monitoring Kit) gespült. Während des Versuches waren zwei Befragungen angesetzt, um anhand subjektiver Symptomatik einen Hinweis auf die Histaminfreisetzung zu erhalten.

Die erste Befragung erfolgte nach der 10. Minute im Anschluß an die Blutentnahme; durchschnittliche Dauer ca. 6 Minuten.

Die zweite Befragung begann nach der 35. Minute im Anschluß an die Blutentnahme, sobald der Proband ansprechbar war. Beendet war sie spätestens bis zur 47. Minute.

In die zweite Befragung fiel die Entnahme der 40-Minuten-Probe. Die Werte dieser Probe wurden deshalb für die Auswertung nicht herangezogen.

Das Auftreten von Myokloni und von Hautefflloreszenzen wurde ebenfalls festgehalten.

Ethik:

Die Probanden wurden über Ziel, Ablauf und Risiken der geplanten Arzneimittelprüfung genau informiert. Nach der Information unterzeichneten sie eine Einverständniserklärung. Die Sicherheit der Probanden wurde durch die Prüfergebnisse einer bereits abgeschlossenen intravenösen Verträglichkeitsstudie am Menschen mit Dosierungen zwischen 0.063 und 4 mg Lormetazepam Gesamtdosis pro 70 kg KM und einer umfangreichen Vergleichsstudie mit Flunitrazepam gerechtfertigt (4,9).

An der Prüfung nahmen nur männliche Probanden teil, die physisch und psychisch gesund waren.

Statistik

Es wurde eine einfache Varianzanalyse zur Auswertung herangezogen.

Die Ermittlung der rechnerischen Werte und die statistische Bearbeitung erfolgte anhand der Meßergebnisse auf einem vorprogrammierten Kleinrechner „Hewlett Packard HP 97".

Die Blutgasbestimmungen erfolgten mit einem vollautomatischen Blutgasanalysator „Corning 175" der Firma IMA, Gießen.

Ergebnisse:

pH

Der pH-Wert lag in beiden Untersuchungsgruppen im Normbereich. Der Verlauf unter Lormetazepam/Etomidat erschien jedoch ausgeglichener und mit geringerer Streubreite.

Nach der Prämedikation mit Diazepam und nach Etomidat verschoben sich die pH-Werte leicht unterhalb des Normbereiches (bis 7,33) innerhalb der Standardabweichung. Es waren jedoch keine signifikanten Unterschiede zu Lormetazepam/Etomidat nachweisbar.

pO_2 (Sauerstoffpartialdruck)

Lormetazepam/Etomidat

Nach Lormetazepam erfolgte ein gleichmäßiger Abfall des pO_2 um 6,83 mmHg auf 86,8 mmHg in der 5. Minute (Abb. 4). Nach Etomidat war ein mäßiger Abfall (2,83 mmHg) zu verzeichnen.

Die Standardabweichung lag im Normbereich.

Abb. 4

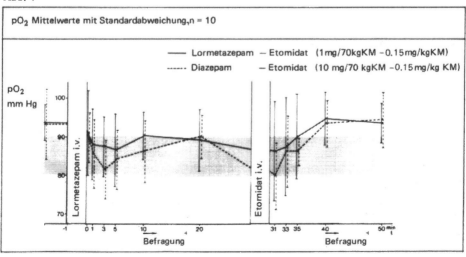

Diazepam/Etomidat

Nach Diazepam fällt der pO_2 auf 81,5 mmHg in der 3. Minute ab, das sind vom Ausgangswert berechnet insgesamt 11,8 mmHg.

Auch nach Etomidat war die pO_2-Veränderung um 10,2 mmHg auf 80 mmHg deutlich stärker als nach Lormetazepam.

Beim Vergleich dieser pO_2-Mittelwertskurven mit Standardabweichung ist festzustellen, daß die Veränderungen bei beiden Anaesthesien im Normbereich liegen. Allerdings sind die Veränderungen des pO_2 nach Lormetazepam weniger stark ausgeprägt.

Bei der Sauerstoffsättigung ist nach Lormetazepam ein prozentualer Abfall in der 3. Minute um 0,68 % zu beobachten, beim Diazepam hingegen um 1,73 %. Dies ist ein signifikanter Unterschied auf dem 5%-Niveau. Doch sollte man diesen Unterschied nicht überbewerten, da auch der tiefste Wert noch im Normbereich liegt.

pCO_2 (Kohlendioxidpartialdruck)

Nach Diazepam stieg der pCO_2 von 38,5 mmHg auf 43,73 mmHg in der 5. Minute an. Unmittelbar nach Etomidat war nochmals eine Erhöhung auf 1,27 mmHg gemessen worden. Insgesamt bewegte sich der pCO_2 noch im Bereich der Norm.

Nach Lormetazepam stieg der pCO_2 um 2,6 mmHg in der 5. Minute an. Die Änderungen nach Etomidat waren nur gering.

Ein Vergleich dieser beiden Ergebnisse zeigt, daß der pCO_2 nach Lormetazepam ausgeglichener war als nach Diazepam/Etomidat. Die übrigen gemessenen Parameter waren unauffällig, so daß aussagekräftige Unterschiede nicht feststellbar waren. Alle Werte waren innerhalb der Norm.

Diskussion

Bei dieser Untersuchung kam es darauf an festzustellen, ob eine Stoffwechselsituation sich nach Applikation der Benzodiazepine in Kombination mit einem Hypnotikum (Etomidat) manifestierte, die als kritisch zu bezeichnen war. Ein besonderes Interesse bestand auch darin, ob sich eine Stoffwechsellage einstellte, die eine Histaminliberation begünstigen könnte.

Lormetazepam

Die Injektion von *Lormetazepam (1. – 28. min)* wurde bis auf eine Ausnahme schmerzlos ertragen. Klinische Symptome für eine Unverträglichkeit waren nicht feststellbar. Die pO_2- und pCO_2-Werte lagen alle im Bereich der Norm. Die tiefsten Werte wurden in der 5. Minute gemessen, in der 10. Minute war der Ausgangswert wieder erreicht. Azidotische Tendenzen waren nicht vorhanden.

Diazepam

Nach *Diazepam (1. – 28. min)* wurde von 6 Probanden nach der Injektion ein leichtes bis starkes Brennen in der Vene oberhalb des Katheters angegeben.

Der Tiefpunkt der Atemdepression lag in der Regel in der 3. Minute, in der 20. Minute war diese respiratorische Störung kompensiert. Allerdings muß man feststellen, daß die Befragung nach der 10. Minute diesen Vorgang günstig beeinflußt hat. Die Mittelwerte lagen im Normbereich, doch waren Werte innerhalb der statistischen Streuung aufgetreten, die leicht außerhalb der Norm im azidotischen Bereich gelegen haben. Ein statistisch signifikanter Unterschied der Blutgase war nicht nachweisbar. Einzige Ausnahme: der 3-Minuten-Wert der Sauerstoffsättigung zugunsten von Lormetazepam.

Die gemessenen Unterschiede könnten jedoch klinisch relevant sein; sie sprechen eindeutig für Lormetazepam, da keine Schmerzen bei der Injektion vorhanden waren, die Depression des Atemzentrums langsamer erfolgte, die Depression nicht so ausgeprägt war und die Kompensation schneller eintrat.

Die gemessenen pH-Werte waren bei nur geringer Standardabweichung fast konstant.

Es wurden keine azidotischen oder azidosebegünstigenden Tendenzen festgestellt.

Kombination Lormetazepam/Etomidat (ab 29. min)

Es wurden keine respiratorischen Störungen nach Etomidat festgestellt. Alle Mittelwerte lagen gut im Normbereich. Die Standardabweichungen waren deutlich größer als in der Prämedikationsphase.

Lediglich bei 2 Probanden fanden wir Werte unterhalb der Norm (78,2 bzw. 69,7 mmHg des pO_2).

Insgesamt war die Atmung nach Etomidat unauffällig, eine Depression dieser, wenn vorhanden, nur kurzzeitig.

Hypnotika, wie z.B. Barbiturate, verursachen eine deutliche Atemdepression. In der vorliegenden Untersuchung war jedoch bei der Kombination Lormetazepam mit dem Hypnotikum Etomidat die beobachtete Atemdepression äußerst gering, ein additiver Effekt beider Pharmaka kann somit ausgeschlossen werden.

Kombination Diazepam/Etomidat (ab 29. min)

Der Tiefpunkt der Atemdepression nach Etomidat wurde in der ersten Minute erreicht. Die respiratorische Störung ist deutlich, die Mittelwerte fallen, bzw. steigen auf die Grenze des Normbereiches: pO_2-Abfall um 10,2 mmHg, pCO_2-Anstieg auf fast 43,0 mmHg.

Bei 5 Probanden fiel der pO_2 unterhalb die Normgrenze (tiefster gemessener Wert pO_2 = 64,3 mmHg). Nach Prämedikation mit Diazepam ist eine Atemdepression nach Etomidat zu erwarten. Sie erfolgt deutlich und mit einer Häufigkeit von 50 %, wobei pO_2-Werte unterhalb der Norm mit Werten zu azidotischen Tendenzen zu erwarten sind. Die Kompensation erfolgt zögernd. Erst in der 20. Minute wurden die Ausgangswerte wieder erreicht.

Betrachtet man die deutlichen Veränderungen der Blutgase nach Etomidat bei Diazepam-Prämedikation und vergleicht diese mit den Ergebnissen der Lormetazepam-Prämedikation, so muß man an eine stärkere atemdepressorische Wirkung des Hypnotikums in Kombination mit Diazepam denken.

Zusammenfassung

Die Depression des Atemzentrums, und damit eine ungünstige Beeinflussung der Blutgase, ist nach der Prämedikation mit Lormetazepam und anschließender Etomidat-Applikation nicht so ausgeprägt wie nach Diazepam. Die Blutgasveränderungen sind nach Lormetazepam unbedeutend.

Die pH-Werte waren nach Gabe von Lormetazepam im Bereich der Norm, nach Diazepam wurden pH-Werte leicht unterhalb der Norm (pH 7,33) gemessen.

Signifikante Unterschiede bestanden nicht, doch können die Blutgasveränderungen nach Diazepam und Etomidat in Einzelfällen klinisch bedeutend sein.

Eine Prämedikation mit Lormetazepam ist nach diesen Untersuchungen vorzuziehen, da keine Atemdepression und keine additiven Effekte zu erwarten sind.

Summary

The depression of the breathing centre and an unfavorable effect on blood gases is not as pronounced after premedication with lormetazepam and subsequent etomidate application as after diazepam. The blood gas changes after lormetazepam are irrelevant.

After lormetazepam the pH values lie within normal range, after diazepam they are slightly decreased below standard level (pH 7.33). There were no significant differences but the blood gas changes after diazepam and etomidate could be clinically relevant. Premedication with lormetazepam is the treatment of choice, as it can be expected that no breathing depression and no additive effects will occur.

Referenzen

1. Brückner, J.B., Gethmann, J.W., Patschke, D., Tarnow, J., Weymar, A. (1974):
Untersuchungen zur Wirkung von Etomidat auf den Kreislauf des Menschen. Anaesthesist 23, 322

2. Doenicke, A. (1977):
Etomidate, an intravenous hypnotic agent. Anaesthesiologie und Wiederbelebung Ed. 106 Springer, Berlin, Heidelberg, New York

3. Doenicke, A., Gabany, D., Lemcke, H., Schürck-Bulich, M. (1974):
Kreislaufverhalten nach drei kurzwirkenden i.v. Hypnotika Etomidat, Propanidid, Methohexital. Anaesthesist 23, 108

4. Doenicke, A., Kugler, J., Kropp, M., Laub, M., Kalbfleisch, G. (1979):
Der hypnotische Effekt des neuen Benzodiazepinderivates Lormetazepam nach intravenöser Injektion. Anaesthesist 28, 578-583

5. Doenicke, A., Kugler, J., Penzel, G., Laub, M., Kalmar, L., Killian, J., Bezecny, H. (1973):
Hirnfunktion und Toleranzbreite nach Etomidat, einem neuen barbituratfreien i.v. applizierbaren Hypnotikum. Anaesthesist 22, 357

6. Doenicke, A., Kugler, J., Hug, P., Dittmann, J., Laub, M.:
Lormetazepam zur Prämedikation bei Etomidatnarkosen, verglichen mit Diazepam. In: Doenicke, A., Ott, H. (1980); Lormetazepam (Noctamid®) Springer, Berlin, Heidelberg, New York, 10.1-10.7

7. Doenicke, A., Lorenz, W., Dittmann, J., Hug, P., Hinterlang, E.:
Histaminfreisetzung nach Diazepam/Lormetazepam in Kombination mit Etomidat. Doenicke, A., Ott, H. (1980); Lormetazepam (Noctamid®) Springer, Berlin, Heidelberg, New York, 11.1-11.4

8. Kettler, D., Sonntag, H., Donath, U., Regensburger, D., Schenk, H.-D. (1974):
Hämodynamik, Myokardmechanik, Sauerstoffbedarf und Sauerstoffversorgung des menschlichen Herzens unter Narkoseeinleitung mit Etomidat. Anaesthesist 23, 116

9. Kugler, J., Doenicke, A., Suttmann, H., Laub, M., Speth, M., Woeller, L.:
Ein Vergleich der hypnotischen Effekte von Flunitrazepam und Lormetazepam. In: Doenicke, A., Ott, H. (1980); Lormetazepam (Noctamid®) Springer, Berlin, Heidelberg, New York, 7.1-7.6

10 Lormetazepam zur Prämedikation bei Etomidatnarkosen verglichen mit Diazepam

A. Doenicke, J. Kugler, M. Laub, I. Dittmann, P. Hug

Problem

Das Hypnotikum Etomidat brachte gegenüber den bisher gebräuchlichen Hypnotika manche Vorteile wie geringe Herz- und Kreislaufbelastung, schnelle Metabolisierung und das Fehlen von anaphylaktischen Reaktionen. Es hat als typisches Hypnotikum aber keine analgetische Wirkung und verursacht störende motorische Begleiterscheinungen in Form von Myokloni. Befriedigende Analgesie kann durch die Kombination mit Morphinderivaten und Lachgas erzielt werden. Myokloni als Enthemmungsphänomene versuchte man durch die Prämedikation mit Benzodiazepinen zu unterdrücken. Diazepam wurde bisher aufgrund seiner „tranquillierenden" und sedierenden Wirkung (1) zur Prämedikation bevorzugt. Die subjektiv und objektiv geringeren Nebenwirkungen des Lormetazepam und seine wesentlich kürzere Halbwertszeit veranlassen uns nunmehr, Wirkungs- und Nebenwirkungsvergleiche dieser beiden Benzodiazepinderivate zur Prämedikation vor Narkosen mit Etomidat anzustellen.

Aus klinischen Überlegungen wurde eine äquivalente Dosierung zwischen Lormetazepam und Diazepam von 1 : 10 vermutet.

Methode

Versuchsanordnung

Es wurde eine einfache, randomisierte Blindstudie an 10 freiwilligen, gesunden, männlichen Versuchspersonen im Alter zwischen 20 und 30 Jahren und einer Körpermasse zwischen 50 kg und 90 kg durchgeführt, die sich für die beiden im Abstand von 4 Tagen aufeinanderfolgenden Narkosen zur Verfügung stellten. Der Anaesthesist war in der Lage, das jeweils verabreichte Benzodiazepinderivat zu erkennen, da Diazepam infolge seiner schlechten Löslichkeit nicht in derselben Verdünnung injiziert werden kann wie Lormetazepam.

Diazepam wurde in einer Dosis von 10 mg/70 kg KM, Lormetazepam von 1 mg/70 kg KM und Etomidat von 0,15 mg/kg KM intravenös injiziert. (Injektionszeit von Diazepam und Lormetazepam je 60 s). 30 min nach Injektionsbeginn einer dieser beiden Ben-

Abb. 1

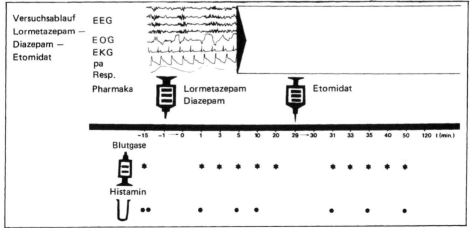

10.1

zodiazepine wurde Etomidat gegeben (Injektionszeit 60 s) (Abb. 1).

15 min vor der Prämedikation wurde die polygraphische Ableitung eines EEG (4 Kanäle, 2 bipolare, parasagittale Längsreihen), mit einem Okulogramm (EOG, Ableitung vom rechten zum linken äußeren Lidwinkel), einem EKG (I), dem intraarteriellen Druck über einen Katheter in der Arteria radialis (pa) und der Atmung über einen Thermistor an der Nasenöffnung (Resp.) begonnen und bis zum Ende der zweiten Stunde nach der Prämedikation fortgesetzt.

Nach der Prämedikation in der 12. bis 18. Minute vor und in der 7. bis 17. Minute nach der Etomidatnarkose wurden die Versuchspersonen geweckt und nach Symptomen oder vegetativen Begleiterscheinungen einer möglichen Histaminfreisetzung befragt.

Die Versuchspersonen waren über Zweck und Risiko der geplanten Arzneimittelprüfung (entsprechend den Vorschriften des II. AMG) informiert und hatten eine Einverständniserklärung unterzeichnet.

Elektroenzephalographische Auswertung

Aus den Kurven wurden nach einem bereits früher berichteten Verfahren (2,3) die EEG-Stadien für alle aufeinanderfolgenden 40-s-Epochen bestimmt und deren zeitlicher Ablauf in Form eines Vigilosomnogramms graphisch dargestellt.

Aus den Okulogrammen wurden Indexwerte für die Häufigkeit rascher Augenbewegungen des Wachzustandes (RAB) und langsamer Augenbewegungen bei Übergang in Subvigilanz (LAB) errechnet (2). Aus den EKG-Kurven wurden für bestimmte Zeiten die Herzfrequenzen errechnet, die arteriellen Drücke mit einer Eichkurve in absoluten Werten erfaßt und in die Vigilosomnogramme zeitgleich eingetragen.

Die Mittelwerthypnogramme mit Standardabweichungen aus jeweils 10 Narkosen dienten einem einfachen visuellen Vergleich.

Material

Für die Auswertung standen insgesamt 20 polygraphische Kurven, davon 10 nach der Prämedikation mit Diazepam und 10 nach der Prämedikation mit Lormetazepam, zur Verfügung.

Ergebnisse

a) Nach der intravenösen Injektion von Diazepam zur Prämedikation zeigte sich eine verhältnismäßig rasche und deutliche Änderung im Kurvenverlauf der Vigilosomnogramme, die ein Nachlassen der Aufmerksamkeitsspannung und Übergänge in EEG-Stadien als Begleitzeichen von Subvigilanz und beginnender Schläfrigkeit ausdrückt. Durch das Befragen etwa 12 min nach der Injektion wird vom Probanden eine erhöhte Aufmerksamkeitsleistung verlangt. Dies wurde in der Schlaftiefenkurve in einer Annäherung an das Ausgangsverhalten sichtbar. Sehr bald nach diesem Weckreiz traten aber wieder Schläfrigkeitsstadien ein (Abb. 2).

Während der Etomidatinjektion erfolgte dann ein außerordentlich rascher Übergang in tiefe Schlafstadien, kenntlich an den steilen Abfällen in den Kurven. In den nächsten Minuten nahmen diese Narkosestadien (Do-E) wieder ab. Durch das Befragen etwa 7 – 17 min nach der Etomidatinjektion wurden neuerliche Weckreize gesetzt, die aber keine so deutlich erkennbare Zunahme der Aufmerksamkeit bewirkten wie nach der Prämedikation. Dennoch erschien die Ansprechbarkeit der Versuchspersonen nach der Prämedikation und nach der Applikation von Etomidat gleich. Nach dem Ende dieser Weckreize kam es zu erneuten Übergängen in EEG-Stadien, die als Begleitzeichen von Schläfrigkeit und Rückfall

Mittelwertsvigilosomnogramm mit Standardabweichung

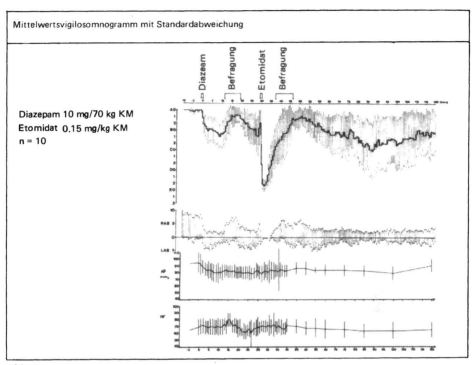

Diazepam 10 mg/70 kg KM
Etomidat 0.15 mg/kg KM
n = 10

Abb. 2

Mittelwertvigilosomnogramm mit Standardabweichung

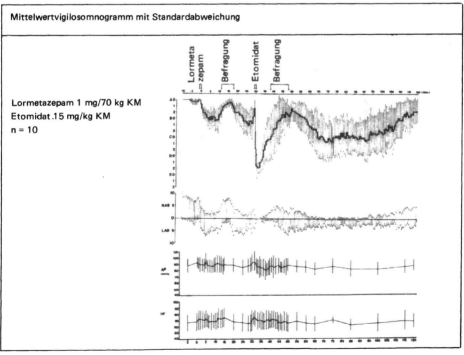

Lormetazepam 1 mg/70 kg KM
Etomidat .15 mg/kg KM
n = 10

Abb. 3

10.3

in leichte bis mittlere Schlafstadien gewertet werden können. Diese Nachschlafstadien erreichten etwa 1 1/2 Stunden nach der Prämedikation ihr Maximum und nahmen im weiteren Verlauf langsam ab. Es kam aber bis zum Ende der zweiten Stunde nach Prämedikation zu keiner völligen Angleichung an das wache Ausgangsverhalten.

Die raschen Augenbewegungen des Wachzustandes (RAB) zeigten in den ersten Minuten der EEG-Ableitung vor der Prämedikation eine geringfügige Abnahme, die einer beginnenden Entspannung zuzuordnen ist. Nach der Prämedikation sank die Häufigkeit dieser raschen Augenbewegungen ab und nahm während der Befragung vorübergehend zu. Während der tiefen Narkose, die nur einige Minuten anhielt, erloschen die raschen Augenbewegungen vollends und blieben für den Rest der Ableitungsdauer in wechselndem Ausmaß erhalten. Ihre Indexwerte zeigten geringe, den Vigilosomnogrammen annähernd parallel verlaufende Schwankungen.

Langsame, pendelförmige Bulbusbewegungen (LAB) fehlten im Zustand gespannter Aufmerksamkeit völlig. Bei Vigilanzschwankungen nahmen sie vorübergehend zu. Nach der Prämedikation zeigten sie ein annähernd reziprokes Verhalten zu den raschen Augenbewegungen. In den Narkosestadien wie auch beim Übergang in mittlere und tiefe Schlafstadien erloschen auch sie völlig, traten aber in den Nachschlafstadien erneut wieder auf.

Der intraarteriell gemessene Blutdruck zeigte eine geringe (10 mm Hg) Abnahme. In der Herzfrequenz war ein zeitweiliger Wechsel in Zusammenhang mit den Weckreizen, die durch das Befragen nach der Prämedikation gesetzt wurden, erkennbar.

Bei sorgfältiger Beobachtung der motorischen Begleiterscheinungen konnten nach den Etomidatinjektionen in Kombination mit Diazepam nur an zwei der zehn Versuchspersonen unter Etomidat vorübergehend einige geringe Myokloni einzelner Finger, einer Hand oder eines Unterarms beobachtet werden.

Sechs Versuchspersonen berichteten unmittelbar nach der Injektion von Diazepam, ein leichtes, zeitweilig sogar starkes Brennen oberhalb der Injektionsstelle zu verspüren.

Bei einigen Versuchspersonen kam es in der 3. Minute nach der Diazepam-Injektion zu einer leichten Atemdepression. Der pO_2 fiel im Durchschnitt in der 3. Minute um 12 mm Hg, nach Etomidat in der 1. Minute um 10 mm Hg ab.

b) Bei den Etomidat-Narkosen in Kombination mit Lormetazepam als Prämedikation zeigten die Vigilosomnogramme (Abb. 3) in den Anfangsstadien einen ähnlichen Verlauf wie nach Diazepam. Die Standardabweichungen waren geringer und nach den ersten Weckreizen während der Befragung kam es zu einer etwas stärkeren Subvigilanz. Die Narkosestadien nach Etomidat verliefen ähnlich wie bei der Kombination mit Diazepam. Die Weckreize bei der Befragung nach der Etomidat-Narkose führten zu EEG-Stadien, die sich nicht von der Kombination Diazepam/Etomidat unterschieden. Bei den Nachschlafstadien zeigte sich dagegen ein etwas rascherer Übergang von Stadien der Subvigilanz zu denen des leichten Schlafes, der länger anhielt als bei der Kombination mit Diazepam. Im weiteren Verlauf bis zur 2. Stunde nach der Prämedikation deutete sich eine stärkere Angleichung an das Ausgangsverhalten an als bei der Kombination mit Diazepam.

Die Indexwerte der raschen Augenbewegungen (RAB) verliefen im Prinzip ähnlich denen nach der Prämedikation mit Diazepam. Allerdings war beim Eintritt der Nachschlafstadien etwa in der 60. bis 70. min nach der Prämedikation eine stärkere Reduktion der Indexwerte erkennbar, die einem rascher einsetzenden und stärker sedierenden Effekt zuzuordnen ist. Im anschließenden Verlauf war allerdings auch hier wieder eine stärkere Zunahme als bei Diazepam als Ausdruck des rascheren Angleichs an das wache Ausgangsverhalten erkennbar.

Die langsamen Augenbewegungen (LAB) zeigten, abgesehen von den mittleren und tiefen Schlaf- bzw. Narkosestadien, das übliche reziproke Verhalten zu den RAB. Allerdings waren die Indexwerte nach der Prämedikation mit Lormetazepam allgemein etwas höher als nach Diazepam, was als Zeichen eines stärker tranquillierenden Effektes zu werten ist.

Die intraarteriellen Blutdruckwerte unterschieden sich nicht merklich von denen nach Diazepam. Die Herzfrequenz zeigte während der Periode der Befragung keine so deutlich ausgeprägte, vorübergehende Zunahme wie nach Diazepam.

Myokloni als motorische Begleiterscheinungen konnten während der Etomidatnarkose in Kombination mit Lormetazepam als Prämedikation bei keiner einzigen Versuchsperson beobachtet werden.

6 Probanden spürten nach Diazepam ein mehr oder weniger starkes Brennen im Arm oberhalb der Injektionsstelle, während nur 1 Proband nach Lormetazepam das Gefühl eines leichten Ziehens angab.

Atemdepressionen waren in den ersten Minuten nach der Prämedikation und nach Etomidat nicht feststellbar, der pO_2 veränderte sich nicht.

Diskussion

Der Verlauf der Vigilosomnogramme nach der Prämedikation zeigte einen annähernd vergleichbaren Effekt der beiden Substanzen. Er schien bei Lor-

metazepam in der 20. bis 30. Minute nach der Injektion (nach der vorangegangenen Befragung) allerdings etwas stärker zu sein als bei Diazepam. Die Wirkung war zudem einheitlicher als unter Diazepam, dies kommt auch anhand der geringeren Standardabweichung während der Befragung zum Ausdruck. Im Sinne eines stärker sedierenden, bzw. hypnotischen Effektes von Lormetazepam sprechen auch die größeren Indexwerte der langsamen Augenbewegungen, die als Ausdruck einer besseren Entspannung mit häufigeren Übergängen in Subvigilanz oder leichte Schlafstadien gewertet werden können. Das Fehlen von raschen und flüchtigen Steigerungen der Herzfrequenz während der Befragung nach der Lormetazepam-Medikation ist vermutlich Ausdruck des stärkeren tranquillierenden, bzw. anxiolytischen Effektes, wobei die Wachzeiten nach den Weckreizen kürzer ausfielen.

Die Narkosestadien nach Etomidat zeigten dagegen keine Unterschiede und entsprechen dem typischen Verlauf, wie wir ihn auch aus früheren Untersuchungen kennen.

Die Vergleiche der Nachschlafstadien zeigten dagegen deutlichere Unterschiede. Nachschlafstadien haben wir nach alleiniger Etomidatinjektion nicht beobachtet (1). In Analogie dazu muß geschlossen werden, daß die Schlafstadien nach Etomidat ausschließlich auf die Prämedikationseffekte zu beziehen sind.

Lormetazepam zeigte gegenüber Diazepam zu Beginn der Nachschlafphase 30 min nach der Etomidatinjektion stärkere sedierende Effekte. Diese sind an dem rascheren Übergang in Schlafstadien (Co) erkennbar, die nach Diazepam erst später und nur für kurze Frist erreicht wurden. Andererseits wurde bis zur 2. Stunde nach der Prämedikation mit Lormetazepam ein rascheres Angleichen an das Ausgangsverhalten erkennbar. Dafür könnte die kürzere Halbwertszeit und raschere Inaktivierung von Lormetazepam Ursache sein. Mit dem Verlauf der Nachschlafstadien in den Vigilosomnogrammen stimmten auch die Unterschiede in den Indexwerten der raschen Augenbewegungen gut überein.

Die Unterschiede in den langsamen Augenbewegungen in den ersten 30 min nach der Prämedikation bestätigen ebenfalls einen stärkeren vigilanzreduzierenden Effekt von Lormetazepam.

Die Vigilosomnogramme zeigen einerseits eine fast gleich lange Wirkung der beiden Benzodiazepine, andererseits könnte die offensichtlich stärkere Wirkung von Lormetazepam nach Etomidat und anschließender Befragung auch Ausdruck einer besseren Anxiolyse nach Lormetazepam sein, die eine höhere Einschlafbereitschaft verursacht.

Die Wirkungsvergleiche der sedierenden Effekte lassen erwarten, daß Lormetazepam mit Lachgas zu tieferen Narkosestadien führen dürfte als Diazepam. Pharmakologisch konnten supraadditive Effekte der Benzodiazepine mit Lachgas nachgewiesen werden (4). Anaesthesiologische Erfahrungen bei 2000 Routinenarkosen mit der Kombination Etomidat-Lachgas und der Prämedikation Lormetazepam bestätigen die experimentellen Befunde an Versuchspersonen.

Die beobachtete Atemdepression nach Diazepam führte zu Änderungen der Blutgase. Die Analysen zeigten in der 3. Minute nach Diazepam-Injektionen ein Absinken des pO_2 um durchschnittlich 12 mm Hg. Dagegen waren nach Lormetazepam nur Abnahmen der pO_2-Werte um 6 mm Hg gemessen worden.

Entsprechend waren auch die Änderungen der pO_2-Werte nach Etomidat in Kombination mit Lormetazepam geringer als in Kombination mit Diazepam.

Zusammenfassung

1. 10 gesunde, freiwillige Versuchspersonen erhielten im Abstand von mindestens 4 Tagen je eine Etomidat-Narkose. Vor einer dieser Narkosen wurde Diazepam, vor der anderen Lormetazepam zur Prämedikation benutzt.

2. Ab der 15. Minute vor der Prämedikation wurden polygraphisch EEG, Okulogramm, EKG, intraarterieller Blutdruck und Atmung kontinuierlich bis zur 120. Minute registriert. Diese Kurven wurden zur Berechnung von Indexwerten für die Vigilanz benutzt.

3. Der Vergleich aller Meßwerte zeigte, daß Lormetazepam etwas stärker tranquillierende und sedierende Wirkungen hat als Diazepam, doch nimmt seine Wirkung im weiteren Verlauf bis zur zweiten Stunde nach der Injektion etwas rascher ab als die von Diazepam. Die Standardabweichungen unter Lormetazepam waren geringer.

4. Nach den Lormetazepam-Injektionen fehlten Nebenwirkungen, während es nach Diazepam bei 6 von 10 Versuchspersonen zu Venenreizungen mit Schmerzen oberhalb der Injektionsstelle kam. Nach Diazepam konnte vereinzelt eine geringe Atemdepression festgestellt werden. Die motorischen Enthemmungsphänomene in der Etomidat-Narkose waren durch die Lormetazepam-Prämedikation völlig unterdrückt.

Mit Lormetazepam zeichnet sich demzufolge ein Fortschritt in der Anwendung der Benzodiazepine für die Prämedikation ab.

Summary

1. Ten healthy volunteers received one etomidate narcosis preceded by premedication with lormetazepam and one preceded by diazepam. There was a gap of at least 4 days before the second narcosis.

2. From the 15th minute on prior to the premedication polygraphic EEG, occulogram, ECG, intraarterial blood pressure continually up to 120 minutes were measured. These data were used to calculate the index values for vigilance.

3. The data received reveal that the tranquilizing and sedative effects of lormetazepam are somewhat stronger in relation to those of diazepam. The effectiveness of lormetazepam is diminishing faster than it does under diazepam during a two hour period of time after applicating the two drugs. The standard deviation under lormetazepam medication was smaller.

4. After injection of lormetazepam no side effects were observed. This was not the case for the diazepam. Six out of ten volunteers had vein irritation causing pain above site of injection. After diazepam there were individual cases of breathing depression. The motoric disinhibition during etomidate narcosis was fully suppressed by lormetazepam premedication.

Lormetazepam is an advance in the use of benzodiazepines as premedication.

Referenzen

1. Doenicke, A., Kugler, J., Penzel, G., Laub, M., Kalmar, L., Killian, J., Bezecny, H. (1973):
Hirnfunktion und Toleranzbreite nach Etomidat, einem neuen barbituratfreien i.v. applizierbaren Hypnotikum. Anaesthesist 22, 357

2. Kugler J. (1966):
Elektroencephalogie in Klinik und Praxis, eine Einführung. 2. Aufl. Stuttgart, Thieme Verlag

3. Kugler, J., Doenicke, A., Suttmann, H., Laub, M., Speth, M., Woeller, L.:
Ein Vergleich der hypnotischen Effekte von Flunitrazepam und Lormetazepam. In: Doenicke, A., Ott, H. (1980); Lormetazepam (Noctamid®). Springer, Berlin Heidelberg, New York, 7.1-7.7

4. Stumpf, Ch., Jindra, E., Huck, S., Fuchs, H. (1979):
Wechselwirkungen zwischen Stickoxydul und zentral dämpfend wirkenden Pharmaka. Anaesthesist 28, 3

11 Histaminfreisetzung nach Diazepam/Lormetazepam in Kombination mit Etomidat

Doenicke, A., Lorenz, W., Dittmann, J., Hug, P.

Aus der Reihe der Benzodiazepine wurde von uns bisher nur Flunitrazepam mit Hilfe der Plasmahistaminbestimmung erfaßt (3). Eine medikamentöse Interaktion und eine dadurch bedingte Histaminliberation auch nach Etomidat hat Watkins (15) für möglich gehalten; sie konnte inzwischen bestätigt werden.

Parameter einer Histaminfreisetzung

a) Neben den bekannten klinischen Symptomen einer Histaminfreisetzung, die vom Untersucher durch Beobachtungen und Erfragen erfaßt werden (10) und
b) dem exakten biochemischen Nachweis des Histamins im Plasma, sind folgende Parameter von Bedeutung:
c) Kontrolle des Herz-Kreislaufverhaltens; eine einfache, durchführbare Methode hierfür stellt das EKG dar sowie die intraarterielle Blutdruckmessung.
d) Eine azidotische Stoffwechsellage begünstigt die Histaminfreisetzung.

Da Etomidat in entsprechender Dosierung keine Apnoe zu induzieren vermag und Sedativa eventuell atemdepressiv wirken können, ist ein kumulativer Effekt beider Substanzen zu prüfen. Eine dadurch bedingte respiratorische Azidose könnte somit verantwortlich sein für eine mögliche Histaminliberation.

Methodik

Bestimmung und Vergleich der Histaminfreisetzung
– unmittelbar nach alleiniger i.v.-Applikation von Diazepam oder Lormetazepam,
– nach zusätzlicher i.v.-Injektion von Etomidat; s. Abb. 1 in (2).

a) anhand klinischer Parameter, wie Herzfrequenz und Blutdruckverhalten, subjektiver Symptomatik des Probanden und Beobachtung sichtbar werdender Überempfindlichkeitsreaktionen;
b) mittels biochemischer Bestimmung der Plasmahistaminspiegel.

Experimentelles Design

Die Untersuchung wurde als randomisierte, einfache Blindstudie an 10 freiwilligen, gesunden Probanden im Alter von 20 bis 30 Jahren durchgeführt, die sich im Abstand von 3 – 4 Tagen zu zwei Narkosen bereiterklärten.

Dem Anaesthesisten war das jeweils verabreichte Sedativum bekannt, da es aufgrund der Löslichkeitseigenschaften von Diazepam nicht möglich ist, dieses auf vergleichbares Volumen zur applizierten Lormetazepam-Dosis zu verdünnen.

Pharmaka-Dosierung

Lormetazepam: 1   mg/70 kg KM
Diazepam: 10   mg/70 kg KM
Etomidat: 0.15 mg/ kg KM

Auf die speziellen Bestimmungsmethoden des Histamin im Plasma haben Lorenz und Mitarbeiter in den vergangenen Jahren verschiedentlich hingewiesen und sie ausführlich beschrieben (9, 11, 12, 13).

Ergebnisse:

Nach Applikation von Diazepam kann trotz leichten Anstiegs der Plasmahistaminwerte von 0.35 – 0.6 ng/ml im Durchschnitt nicht von einer Histaminfreisetzung gesprochen werden, denn 1 ng/ml wurde in keinem Falle erreicht (Tab. 1).

Lormetazepam zeigte im Gegensatz zu Diazepam bei 2 Probanden eine sichere Histaminfreisetzung (Tab. 2). Bei einem dritten Probanden war der Anstieg von 0.75 auf 1.15 ng/ml nicht deutlich, um von einer Histaminfreisetzung sprechen zu können. Die anschließende Etomidat-Injektion hat wiederum bei den zwei Reaktanden, die vorher nach Lormetazepam einen sicheren Histaminanstieg hatten, eine weitere Histaminfreisetzung verursacht (Tab. 3). Da sowohl vor Etomidat eine Eliminationskinetik des Histamins als auch nach dem kurzwirkenden Hypnotikum diese nachweisbar war, muß die Histaminfreisetzung als gesichert angesehen werden.

Da die 10 Probanden zwei Narkosen in wenigen Tagen erhielten, führten wir die beiden Reaktanden, Proband Nr. 1 und Nr. 3, gesondert, entsprechend der zeitlichen Reihenfolge der Narkosen, auf (Tab. 4). In beiden Fällen wurde Diazepam/Etomidat zuerst gegeben und drei bzw. vier Tage später die Kombination Lormetazepam/Etomidat.

Der arterielle Mitteldruck war nach Diazepam in den ersten 5 — 10 min um durchschnittlich 10 mm Hg bei gleichbleibender Herzfrequenz abgesunken,

Tab. 1

Plasmahistaminspiegel bei gesunden Testpersonen nach i.v.-Injektion von Diazepam (Valium®)

Test-person	Plasmahistaminspiegel [ng/ml]	
	vorher	nachher*
1	0.2	0.4 (5)
2	0.1	0.45 (5)
3	0.5	0.75 (5)
4	0.3	0.75 (1)
5	0.3	0.5 (5)
6	0.35	0.9 (5)
7	0.2	0.55 (10)
8	0.6	0.8 (5)
9	0.4	0.45 (10)
10	0.5	0.55 (1)
Gesamt	0.35 ± 0.15	0.6 ± 15

*Höchster gemessener Spiegel, Zeit (min) in Klammern

Tab. 4

Plasmahistaminspiegel bei gesunden Testperonen nach i.v.-Injektion von Lormetazepam

Test-person	Plasmahistaminspiegel [ng/ml]	
	vorher	nachher*
		Raktanden
1	0.35	2.7 (5)
2	0.4	2.05 (5)
3	0.75	1.15 (5)
		Nichtreaktanden
1	0.1	0.1 (1)
2	0.5	0.8 (5)
3	0.15	0.3 (5)
4	0.45	0.4 (1)
5	0.75	0.95 (10)
6	0.5	0.4 (1)
7	0.65	0.9 (5)
Gesamt	0.45 ± 0.25	0.55 ± 0.35

*Höchster gemessener Spiegel, Zeit (min) in Klammern

Tab. 2

Tab. 3

Plasmahistaminspiegel bei gesunden Testpersonen nach Prämedikation mit Diazepam und Lormetazepam und i.v.-Injektion von Etomidat

Test-person	Plasmahistaminspiegel [ng/ml]			
	Diazepam		Lormetazepam	
	vorher	nachher*	vorher	nachher*
1	0.25	0.45 (1)	0.65	3.2 (5)**
2	0.25	0.25 (1)	0	0.1 (1)
3	0.4	0.7 (1)	0.35	1.85 (5)**
4	0.3	0.9 (10)	0.7	0.9 (1)
5	0.45	0.3 (5)	0.1	0.15 (1)
6	0.3	0.6 (10)	0.4	0.4 (1)
7	0.55	0.35 (5)	0.95	0.65 (1)
8	0.55	0.80 (1)	0.45	0.25 (10)
9	0.45	0.5 (1)	0.9	0.95 (10)
10	0.55	0.6 (1)	0.8	0.9 (1)
Gesamt	0.4±0.1	0.6 ± 0.2	0.5±0.3 —	

* Höchster gemessener Spiegel, Zeit (min) in Klammern
**Reaktand

Daten der beiden Reaktanden Nr. 1. und Nr. 3

Prob. Nr.	Pharma-kon Datum	vorh. (min)	nachh. merk.	Be-	Etomidat vorh.nachh. (min)	Bemer-kungen	Pharma-kon Datum	vorh. (min)	nachh. merk.	Be-	Etomidat vorh.nachh. (min)	Bemerkungen
1. K.H.	Diazepam 12.12.77	0.2	0.4 (5)	—	0.25 0.45 (1)	Thrombose	Lormet-azepam 15.12.77	0.35 (5)	2.7	HF konst. AP kon.	0.55 3.2 (5)	HF konst. AP konst. „Gänsehaut"
3. S.H.	Diazepam 12.12.77	0.5	0.75 (5)	—	0.4 0.7 (1)	Myo-kloni	Lormet-azepam	0.4	2.05 (5)	HF konst.	0.35 1.95 (5)	HF konst. AP konst.Schmerzen an d.Einstichstelle

Plasmaspiegel (ng/ml)

11.2

während nach Lormetazepam keine Veränderungen eingetreten waren (2).

Für die Histaminergebnisse mit den erhöhten Werten bei den Probanden Nr. 1 und Nr. 3 sind auch die Blutgaswerte von Bedeutung, die jedoch nach Lormetazepam und nach Etomidat keine Abweichungen vom Ausgangswert zeigten und im Bereich der Norm geblieben sind, während nach Diazepam ein leichter Abfall des pO_2 mit einem geringen Anstieg des pCO_2 eintrat.

Diskussion

Aus umfangreichen pharmakokinetischen Untersuchungen von Klotz et al. (7, 8) liegt nach intravenöser Gabe von Diazepam die Halbwertszeit zwischen 21 und 37 Stunden. Eine Plasmakonzentration um 20 ng/ml konnte noch nach 120 Stunden gemessen werden. Die Ausgangswerte in der ersten Stunde betrugen um 200 ng/ml.

Nicht nur die über Tage nachgewiesene Plasmakonzentration des Diazepam, sondern auch die starke Plasma-Eiweißbindung zwischen 95,5 und 99 % könnten einen Einfluß auf die Reaktion nach Lormetazepam und Etomidat gehabt haben.

Bei der hohen Histaminkonzentration von 2.7 ng/ml nach Lormetazepam und 3.2 ng/ml nach Etomidat bei dem Probanden Nr. 1 K.H. hätte man Herz-Kreislaufveränderungen erwarten müssen. Kreislaufveränderung mit Herzfrequenzanstieg waren aber bei beiden Probanden nicht eingetreten.

Bis zur vorliegenden Untersuchung war noch kein Fall einer Histaminfreisetzung bzw. allergischen Reaktion nach Etomidat bekannt geworden (4). Aus einer früheren Untersuchung konnte in einem Fall in Kombination mit Alloferin eine Histaminfreisetzung nachgewiesen werden. Bei drei Probanden fanden wir fragliche Erhöhungen der Plasmahistaminwerte nach Gabe von Alloferin,® Pancuronium und Suxamethonium zusammen mit Etomidat (je ein Fall) (5).

Als Ursache für die Histaminfreisetzung müssen verschiedene Mechanismen angenommen werden:

1. Chemische Histaminfreisetzung als direkter Effekt auf die Histaminspeicher (chemische Histaminliberatoren). Der Mechanismus dürfte bei regulärer Histaminfreisetzung bei normal reagierenden Personen gegeben sein.

2. Histaminfreisetzung durch Medikamente indirekt oder in Verbindung mit Hypoxie, Hyperkapnie und Azidose (Koliberatoren) (14).

3. Histaminfreisetzung durch Aktivierung des Komplements durch Immunoglobulinaggregate oder durch das C_3-Aktivierungs-System , wie auch durch Sensibilisierung. Es folgt eine massive Histaminfreisetzung mit den klinischen Symptomen einer Anaphylaxie oder anaphylaktoiden Reaktion.

Da bei der Kombination Lormetazepam/Etomidat keine Nebenwirkungen im Sinne von Herz-Kreislaufreaktionen bei einem Plasmahistaminwert von 2.7 − 3.2 ng/ml vorhanden waren, könnte Lormetazepam auch als Antihistaminikum gewirkt haben. In der Klinik konnten bisher bei ca. 2000 Applikationen, auch bei mehrmaligen Nachinjektionen bis zu einer Gesamtmenge von ca. 100 mg pro Patient innerhalb weniger Tage, keine allergischen Nebenwirkungen festgestellt werden.

Zusammenfassung

Bei Kombinationen mehrerer Pharmaka wurde nach eigenen Untersuchungen jetzt auch nach Etomidat eine sichere Histaminfreisetzung nachgewiesen. Das Benzodiazepin Lormetazepam hat 3 − 4 Tage nach jeweils 10 mg Diazepam i.v. bei 2 Probanden einen sicheren Histaminanstieg verursacht. Auffallend dabei ist, daß die Probanden erst nach der zweiten Applikation, sowohl eines Benzodiazepins als auch nach der zweiten Injektion von Etomidat, mit einer Histaminfreisetzung reagierten.

Herzfrequenzsteigerungen, Hypotensionen bzw. allergische Nebenwirkungen waren in beiden Fällen nicht vorhanden.

Summary

In our own studies we have found that there is a release of histamine after the application of etomidate combined with other pharmaca. The benzodiazepine lormetazepam caused little increase of the histamine level with two subjects 3 to 4 days after 10 mg of diazepam were applied to the volunteers. Most peculiar that this phenomenon came to light only when the subjects received a second application of benzodiazepine and etomidate.

In both cases there was no increase in heart beat frequency, hypotension or allergic side effects.

Referenzen

1. Doenicke, A., Kugler, J., Penzel, G., Laub, M., Kalmar, L., Kilian, J., Bezechy, H. (1973): Hirnfunktion und Toleranzbreite nach Etomidat, einem neuen barbituratfreien i.v. applizierbaren Hypnotikum. Anaesthesist 22, 357

2. Doenicke, A., Kugler, J., Laub, M., Dittmann, I., Hug, J.:
Lormetazepam zur Prämedikation bei Etomidatnarkosen verglichen mit Diazepam. In: Doenicke A., Ott, H., (1980): Lormetazepam (Noctamid®). Springer, Berlin, Heidelberg, New York, 10.1-10.7

3. Doenicke, A., Lorenz, W. (1978):
Histaminliberierung durch Flunitrazepam. In: Ahnefeld, F.W., Bergmann, H., Burn, C., Dick, W., Halmügyi, M., Hossli, G., Rügheimer, E. (Hrsg.): Klinische Anästhesiologie und Intensivtherapie 17 — Rohypnol (Flunitrazepam): Pharmakologische Grundlagen — Klinische Anwendung, Springer, Berlin, Heidelberg, New York, 62-66

4. Doenicke, A., Lorenz, W., Beigl, R., Bezecny, H., Uhlig, G., Praetorius, B., Mann, G. (1973):
Histamin release after i.v. application of short-acting hypnotics. A comparison of Etomidate, Althesin CT 134 and Propanidid. Brit. J. Anaesth. 45, 1097

5. Doenicke, A., Lorenz, W., Hug, P. (1978): Histamine et Etomidate. Ann.Anesth.Franc. 19, 207

6. Doenicke, A., Wagner, E., Beetz, K.H. (1973):
Blutgasanalysen(art) nach kurzwirkenden i.v. Hypnotika (Propanidid, Etomidate und Methohexital). Anaesthesist 22, 353

7. Klotz, U. (1978):
Klinische Pharmakokinetik von Diazepam und seinen biologisch aktiven Metaboliten. Klin. Wochenschr. 56, 895-904

8. Klotz, U., Antonin, K.H., Bieck, P.R. (1976):
Pharmacokinetics and plasma binding of diazepam in man, dog, rabbit, guinea pig and rat. J.Pharmacol.Exp.Ther. 199, 67-73

9. Lorenz, W., Doenicke, A. (1978):
Histamine release in chemical conditions. Mount Sinai J.Med. 45, 357

10. Lorenz, W., Doenicke, A. (1978):
Anaphylactoid reactions and histamine release by intravenous drugs used in surgery and anaesthesia. In: Adverse response to intravenous drugs. J. Watkins and A.N. Ward (eds.) Academic Press, London-New York, p. 83

11. Lorenz, W., Doenicke, A., Meyer, R., Reimann, H.H., Kusche, J., Barth, H., Gesing, H., Hutzel, M., Weissenbacher, B. (1972):
Histamine release in man by propanidid and thiopentone: Pharmacological and clinical consequences. Brit.J.Anesth. 44, 355

12. Lorenz, W., Doenicke, A., Meyer, R., Reimann, H.J., Kusche, J., Barth, H., Gesing, H., Hutzel, M., Weissenbacher, B. (1972):
An improved method for the determination of histamine in man: Its application in studies with propanidid and thiopentone. Europ.J. Pharmacol. 19, 160

13. Lorenz, W., Reimann, H.J., Barth, H., Kusche, J., Meyer, R., Doenicke, A., Hutzel, M. (1978):
A sensitive and specific method for the determination of histamine in human whole blood and plasma. Hoppe-Seyler's Zeitschrift für physiolog. Chemie, 359, 911

12 Lormetazepam zur abendlichen Prämedikation anhand von Fallsammlungen

Ott, H., Grethlein, E., Doenicke, A., Suttmann, H., Haaser, M., Koch, M., Hertel, U., Harlass, G.

Einleitung

Die Einlieferung in ein Krankenhaus bedeutet für den Patienten gegenüber seinem häuslichen Milieu veränderte Schlafbedingungen, die in individuell stark ausgeprägten Schlafstörungen Ausdruck finden können. Ebenso ist mit verstärkt auftretenden Schlafstörungen auf Grund der bevorstehenden Operation und der dadurch ausgelösten Sorgen und Erwartungsängste zu rechnen. Wesentlich für die Operationsvorbereitung ist jedoch, daß der Kranke eine ruhige Nacht verbringt, d.h., daß er ein ausreichendes Maß an Schlaf erhält, um ausgeruht und entspannt zur Operation zu kommen, auch unter Berücksichtigung von Streßfaktoren, die eine Beeinflussung des Immunsystems wahrscheinlich machen (1). Von der Prämedikation wird daher eine sedierende, anxiolytische und relaxierende Wirkung erwartet.

In einer Reihe von kontrollierten Studien konnte die schlafinduzierende und schlafverlängernde Komponente von Lormetazepam* sowie seine gute Verträglichkeit nachgewiesen werden. Eine kontrollierte Dosisfindungsstudie an 240 präoperativen Patienten zeigte, daß 2 mg Lormetazepam die optimale Wirkung zur Prämedikation darstellen. Gravierende Nebenwirkungen waren nicht feststellbar (4).

Ziel der vorliegenden Fallsammlungen war daher, speziell für die präoperative

* WHO-Kurzbezeichnung des Wirkstoffes von Noctamid® (Schering)

Sedierung und Anxiolyse an unselektierten Patienten breite klinische Erfahrungen zu sammeln. Die Anzahl der einbezogenen Patienten (n = 339) ließ erwarten, daß auch selten auftretende Nebenwirkungen erfaßt werden könnten. Eine Zuordnung der Patienten auf Grund der Anamnese in die Gruppen „gute Schläfer" (GS) oder „schlechte Schläfer" (SS) wurde vorgenommen, da sich gezeigt hatte, daß „schlechte Schläfer" aus der Prämedikation mehr Nutzen ziehen als „gute Schläfer" (4).

Methodik

Die Studie wurde mit zwei Teilkollektiven durchgeführt, um homogene Gruppen bezüglich des Angstniveaus zu erhalten: Im Teilkollektiv A wurden diejenigen Patienten zusammengefaßt, deren Operationstermin nicht unmittelbar auf die Nacht der Einnahme von Lormetazepam folgte; Teilkollektiv B erfaßte Patienten, die Lormetazepam am Vorabend der Operation erhielten.

Design

Die Untersuchungen wurden als offene Studien durchgeführt; einbezogen wurden chirurgische Patienten (Extremitäten- und abdominale Chirurgie) ab 17 Jahren, die ihre freiwillige Teilnahme mündlich zugesagt hatten; Ausschlußkriterien waren Benzodiazepin-Unverträglichkeit und psychiatrische Erkrankungen.

Die ein- oder mehrmalige Applikation von Lormetazepam erfolgte individuell nach Alter und Körpermasse der Patienten: Personen unter 55 Jahren oder einer Körpermasse über 70 kg erhielten 2 mg Lormetazepam, während für ältere Patienten ($\geqslant$ 55 Jahre und/oder Körpermasse unter 70 kg) 1 mg Lormetazepam als ausreichende Dosis angesehen wurde. In Einzelfällen wurden 2.5 mg und 3 mg verabreicht. Das Präparat wurde gegen 20.00 Uhr durch die Schwester gegeben und vor der Medikamenteneinnahme sowie am darauffolgenden Morgen Herzfrequenz und Blutdruck gemessen. Anhand eines Fragebogens (s. Anhang) ermittelte der Anaesthesist die subjektive Einschlafzeit, Aufwachhäufigkeit, Schlafdauer, morgendliches Frischegefühl und Schlafqualität jeweils am Morgen nach der Einnahme.

Teilkollektiv A

(Mehrfachapplikation, ausgenommen die Nacht vor der Operation)

Es nahmen 160 männliche (17 bis 78 Jahre, Durchschnitt 45,3 Jahre) und 49 weibliche (17 bis 95 Jahre, Durchschnitt 54,1 Jahre) Patienten teil, die mit Lormetazepam in einer oder mehreren Nächten behandelt wurden. Dosierung und Einnahmezeitraum sind aus Tab. 1 ersichtlich.

Von den insgesamt 209 Patienten wurden 598 Nächte dokumentiert, die als Einzelnächte in die Auswertung einbezogen wurden.

Ergebnisse

Die Auswertung erfolgte deskriptiv; prozentuale Angaben sind bezogen auf die Anzahl der Einzelnächte pro Gruppe ("gute bzw. schlechte Schläfer") in der jeweiligen Dosisgruppe (1mg: n = 175 Einzelnächte; 2 mg: n = 393 Einzelnächte). Da 3 mg nur bei 13 Patienten (30 Einzelnächte) gegeben wurde, ist die Ergebnisdarstellung im wesentlichen auf die 1 mg- und 2 mg-Dosis abgestellt.

Die Zuordnung der 209 Patienten zur Gruppe der "guten Schläfer" (69,3 %) oder "schlechten Schläfer" (30,7 %) zeigt im Gesamtergebnis der 598 Nächte eine vergleichbare Verteilung (64,7 % "gute Schläfer", 35,3 %, "schlechte Schläfer").

Tab. 1

Behandlung und Behandlungszeitraum: Anzahl der Patienten je Dosis

Dosierung \ Behandlung J	einmalig unt. 55	einmalig über 55	2 Tage unt. 55	2 Tage über 55	3 Tage unt. 55	3 Tage über 55	4 Tage unt. 55	4 Tage über 55	5 Tage unt. 55	5 Tage über 55	6 Tage unt. 55	6 Tage über 55
1 mg	11	10	7	18	2	4	6	2	–	–	1	1
2 mg	24	8	46	7	10	2	6	3	6	5	1	1
3 mg	5	1	5	–	–	–	1	–	–	–	–	–

Dosierung \ Behandlung J	7 Tage unt. 55	7 Tage über 55	8 Tage unt. 55	8 Tage über 55	9 Tage unt. 55	9 Tage über 55	10 Tage unt. 55	10 Tage über 55	11 Tage unt. 55	11 Tage über 55
1 mg	–	–	–	1	–	–	2	–	–	1
2 mg	2	–	–	1	1	–	1	1	–	–
3 mg	1	–	–	–	–	–	–	–	–	–

Dosierung \ Behandlung J	12 Tage unt. 55	12 Tage über 55	13 Tage unt. 55	13 Tage über 55	14 Tage unt. 55	14 Tage über 55	15 Tage unt. 55	15 Tage über 55	16 Tage unt. 55	16 Tage über 55
1 mg	–	–	–	–	–	1	–	–	–	–
2 mg	–	1	–	–	–	–	1	–	2	–
3 mg	–	–	–	–	–	–	–	–	–	–

| | | | Einschlafzeit | | | |
| | | | gute Schläfer (GS) | | schlechte Schläfer (SS) | |
Dosis	GS	SS	0 − 20 Min.	0 − 30 Min	0 − 20 Min	0 − 30 Min
1 mg (n =	93/	82)	30.1 %	52.2 %	19.5 %	53.7 %
2 mg (n =	272/	121)	50 %	72.8 %	42.2 %	77.7 %
3 mg (n =	22/	8)	27.3 %	63.6 %	12.5 %	75 %

| | | | Aufwachhäufigkeit | | | |
| | | | gute Schläfer (GS) | | schlechte Schläfer (SS) | |
Dosis	GS	SS	nie	nie bis 2 x	nie	nie bis 2 x
1 mg (n =	93/	82)	71 %	96.8 %	46.3 %	84.1 %
2 mg (n =	272/	121)	69.9 %	94.8 %	55.4 %	88.4 %
3 mg (n =	22/	8)	81.8 %	95.5 %	87.5 %	100 %
598 Applikationen = 100 %						

Tab. 2

− **Einschlafzeit:** Da in den einzelnen Krankenzimmern teilweise bis zu 11 Patienten untergebracht waren, wurden Einschlafzeiten bis zu 30 Minuten und Aufwachhäufigkeiten bis zu 2 mal als gute Erfolge gewertet (2)(Tab. 2).

Die Dosis von 2 mg Lormetazepam war im Vergleich zu den anderen Dosierungen im Zeitraum von 0 − 30 min deutlich überlegen. Dies gilt sowohl für „gute" (72,8 %) als auch für „schlechte (77,7 %) Schläfer". Noch deutlicher profiliert sich die 2 mg Dosis, wenn man den Zeitraum 0 − 20 min einbezieht (Tab. 2).

In bezug auf die **Aufwachhäufigkeit** sind 1 mg und 2 mg für die „guten Schläfer" in ihrer Wirksamkeit nahezu identisch, während für die „schlechten Schläfer" 2 mg die günstigere Dosis darstellt. Insgesamt wachen die Patienten unter 3 mg am wenigsten auf, das Frischegefühl am Morgen nimmt jedoch ab. Nach 3 mg fühlten sich rund 66 % der Patienten („gute und schlechte Schläfer"), nach 2 mg 76,3 % und nach 1 mg 87,4 % frisch.

Wegen des routinemäßigen Weckens wurde der Parameter **Schlafdauer** in der Bewertung nicht berücksichtigt.

Die Einstufung der **Schlafqualität** in die Kategorien „sehr gut" und „gut" wird eher von den „guten" als den „schlechten Schläfern" vorgenommen. Dies gilt für alle 3 Dosierungen.

Herzfrequenz- und Blutdruckmessungen vor der Applikation und am Morgen nach dem Aufwachen blieben unter allen 3 Dosierungen unbeeinflußt.

Nach 1 mg und 3 mg wurden keine **Nebenwirkungen** beobachtet. Unter 2 mg klagte ein Patient beim Aufwachen über Kopfschmerzen, die bereits anamnestisch bestanden und daher nicht auf die Lormetazepam-Applikation zurückzuführen sind. Ein weiterer Patient gab einmal Kopfschmerzen 1/2 Stunde nach Einnahme an; eine dritte Patientin litt unter Alpträumen und nächtlichem Schwitzen in 2 Nächten. Die Nebenwirkungsrate liegt somit bei 0,5 % (= 3) der Applikationen bzw. 0,93 % (= 2) der Patienten.

Toleranzeffekte über längere Einnahme (10 Patienten über 10 Tage = 100 Nächte, gleichbleibende Dosis) konnten in den Parametern Einschlafzeit, Aufwachhäufigkeit und subjektive Schlafbeurteilung nicht beobachtet werden. Der Anteil der positiven Beurteilung von Lormetazepam nahm eher zu. Aufwachhäufigkeit und Schlafqualitätsbeurteilung:

		1+2 Tag		9+10 Tag	
Einschlaf-	bis 20 Min.	40 %	70%	50 %	70%
zeit	bis 30 Min.	30%		20%	
Aufwach-	nie	60%	80%	30%	100%
häufigkeit	1-2 mal	20%		70%	
Schlafbeur-	sehr gut	50%	90%	50%	100%
teilung		40%		50%	

Tab. 3

Zusammenfassung – Teilkollektiv A (Mehrfachapplikation)

Die kürzeste Einschlafzeit (= 20 min) wurde sowohl von guten als auch schlechten Schläfern nach 2 mg Lormetazepam erreicht. Die Aufwachhäufigkeit der „guten Schläfer" wurde mit 1 mg auf 0 – 2 mal reduziert. „Schlechte Schläfer" benötigten 2 mg. Unter den beiden Dosierungen 1 mg und 2 mg war am nächsten Morgen kein Hangover erkennbar. Die Beurteilung der Schlafqualität „sehr gut" und „gut" fiel zugunsten der 2 mg-Dosis aus. Herzfrequenz und Blutdruck änderten sich unter allen drei Dosierungen nicht. Toleranzeffekte wurden nach 10-tägiger Einnahme nicht beobachtet, die Nebenwirkungsrate mit 1 % (Kopfschmerzen, Alpträume) lag niedrig.

Teilkollektiv B (Nacht vor der Operation)

Art und Durchführung der Untersuchung entsprachen der des Teilkollektivs A. Es wurden 130 Patienten – 100 männliche zwischen 18 und 78 Jahren und 30 weibliche zwischen 18 und 92 Jahren einbezogen. Patienten, Anzahl und Dosierung sind aus Tabelle 4 ersichtlich.

1 mg Lormetazepam: n = 7 (5,4%)
2 mg Lormetazepam: n = 105 (80,8%)
3 mg Lormetazepam: n = 18 (13,8%)

Tab. 4

Ergebnisse

Da sich 87 % der Patienten als „normalerweise gute Schläfer" bezeichneten, wurde auf die Subgruppenbildung bei der Ergebnisinterpretation verzichtet.

Einschlafzeit

Bezogen auf die Anzahl der Patienten pro Dosisgruppe, wurde die Einschlafzeit = 20 min unter 2 mg von 74 Patienten (70,8 %), unter 1 mg von 5 Patienten (66,7 %) und nach 3 mg von 9 (50 %) Patienten erreicht.

33 % (2 Patienten) nach 1 mg, 24,5 % (26 Patienten) nach 2 mg und 43,7 % (8 Patienten) nach 3 mg hatten Einschlafzeiten bis zu 1 Stunde; 5 Patienten (4,7 %) mit 2 mg und 1 Patient (6,3 %), der 3 mg erhalten hatte, benötigten mehr als 1 Stunde um einzuschlafen. Als Schlafhindernisse wurden von den Patienten angegeben: Schmerzzustände (7,7 % aller Patienten; n = 130 = 100 %), operationsvorbereitende Maßnahmen (Einläufe: 17,7 %) sowie Unruhe in den Krankenzimmern (33,1 %).

Da 1 und 3 mg von einem kleinen Patientenkollektiv (n = 25) eingenommen worden waren, sind die nachfolgenden Ergebnisse auf die 2 mg-Dosis bezogen.

Aufwachhäufigkeit

Von 105 Patienten unter 2 mg konnten 42,8 % (= 45 Patienten) durchschlafen, 36,2 % (= 38 Patienten) wachten 1 bis 2 mal auf und 20,9 % (= 22 Patienten) wachten 3 und mehrmals auf.

Herzfrequenz und Blutdruck

Unter allen 3 Dosierungen konnte keine Veränderung von Herzfrequenz und Blutdruck festgestellt werden.

Nebenwirkungen

Vom gesamten Patientenkollektiv (n = 130) hatten 2,3 % (= 3 Patienten) leichte Nebenwirkungen wie Kopfschmerz, Übelkeit, Schwindel, Benommenheit, wobei die Kopfschmerzen bereits vor der Einnahme von Lormetazepam bestanden.

Zusammenfassung — Teilkollektiv B
(Nacht vor der Operation)

Lormetazepam führte nach 1, 2 und 3 mg-Dosen zum raschen Einschlafen (bis 20 Minuten) bei 67,7% aller Patienten (n = 130 = 100%); 76,9% der Patienten wachten höchstens bis zu 2 mal pro Nacht auf; leichtgradige Nebenwirkungen wurden in 2,3 % der Fälle angegeben.

Diskussion

Es wird deutlich, daß Lormetazepam in einer auf Alter und Körpermasse abgestimmten Dosis von 1 und 2 mg zu den gewünschten Effekten ohne gravierende Nebenwirkungen führt. 2 mg Lormetazepam stellt die optimale Dosis mit guter Verträglichkeit für jüngere Patienten ($<$ 55 Jahre) und 1 mg Lormetazepam für ältere Patienten ($>$ 55 Jahre) dar. Darüber hinaus zeigte sich, daß auch bei breiter Anwendung nicht mit zusätzlichen Nebenwirkungen, die in kontrollierten Studien nicht erfaßt wurden, zu rechnen ist.

Das Fehlen eines morgendlichen Hangovers ist auf die kurze Halbwertszeit von Lormetazepam zurückzuführen. Freuchen et al. (3) sehen im Hangover einen durchaus wünschenswerten Effekt im Hinblick auf das Maß der weiteren Prämedikation vor der Narkose-einleitung. Unseres Erachtens ist die Steuerbarkeit der Sedierung und der Anaesthesie durch ein Präparat mit rascher Elimination von Vorteil. Eine erneute, morgendliche Gabe von Lormetazepam ermöglicht eine gezielte und auf den Operationszeitpunkt abgestimmte Sedierung.

Die anamnestische Erfassung der „guten bzw. schlechten Schläfer" erwies sich auch in dieser Studie als nützlich, da insbesondere bei „schlechten Schläfern" eine medikamentöse Operationsvorbereitung erforderlich ist.

Herzfrequenz und Blutdruck blieben von allen 3 Dosierungen bei ein- oder mehrmaliger Applikation unbeeinflußt; ebenso traten keine Toleranzeffekte nach zehntägiger Einnahme bei gleichbleibender Dosierung auf. 1 und 2 mg führten bereits nach 20 Minuten zum Schlaf für die Mehrzahl der Patienten in beiden Teilkollektiven und Subgruppen „gute/schlechte Schläfer."

Im Hinblick auf das morgendliche Frischegefühl sind die 1 und 2 mg-Dosen vorzuziehen, da sie für mehr als 75 % der Patienten des Teilkollektivs A keinen Hangover zur Folge hatten. Die Schlafqualität wird fast ausschließlich mit sehr gut und gut, insbesonders von den „guten Schläfern", beurteilt. Nebenwirkungen in Form von Kopfschmerz, Übelkeit, Benommenheit und Schwindel sind in ihrer Häufigkeit (Teilkollektiv A: 2 Patienten; Teilkollektiv B: 4 Patienten) gering.

Zusammenfassung

209 präoperative Patienten wurde Lormetazepam in einer oder mehreren Nächten zur Sedierung verabreicht (insgesamt 598 Nächte). Weiterhin erhielten 130 Patienten das Präparat in der Nacht unmittelbar vor der Operation. Bemessen nach Alter und Körpermasse wurden entweder 1, 2 oder 3 mg appliziert.

Die Erhebung der Daten erfolgte mit Hilfe spezieller Fragebögen am nachfolgenden Morgen durch den Prüfarzt. Ergänzend wurden Herzfrequenz und Blutdruck registriert.

Lormetazepam zeigte seine schlaffördernde Wirkung, ohne daß Begleitsymptome zu beobachten waren. Bei jüngeren Patienten (< 55 Jahre) sprachen 2 mg Lormetazepam optimal an, bei älteren Patienten (≥ 55 Jahre) reichte dagegen schon 1 mg als optimale Dosierung.

Herzfrequenz und Blutdruck blieben unter allen Dosierungen unbeeinflußt. Infolge der kurzen Halbwertszeit traten bei Lormetazepam keine Hangover-Effekte auf. Hieraus ergibt sich unseres Erachtens ein beträchtlicher Vorteil für eine nachfolgende Prämedikation bzw. Narkose. Eine neuerliche Applikation von Lormetazepam vor der Operation ermöglicht eine genau auf den Opertionszeitpunkt abgestimmte Dosierung.

Summary

Lormetazepam was given to 209 patients about to undergo surgery on one or more nights (598 nights), and to 130 patients on the last night directly before the operation. They received 1, 2 or 3 mg according to age and body mass. Data were collected by the anaesthesiologist by using questionnaires the next morning. Heart beat frequency and blood pressure were also measured.

Lormetazepam induced the required effect without side effects. 2 mg was the optimal dose for younger patients (< 55 years) and 1 mg for older patients (≥ 55 years).

Heart beat frequency and blood pressure remained unaffected after all doses. The lack of hangover is due to the short half-life of lormetazepam and we would say it is a considerable advantage for the subsequent premedication and narcosis. A renewed application of lormetazepam in the morning of the day of operation allows for an accurate sedation trimmed to the exact time of operation.

Referenzen

1. Doenicke, A., Kropp, W. (1976):
Anaesthesia and the reticulo endothelial system: comparison of halothane, nitrous oxide and neuroleptic analgesia; Br. J. Anaest. 48, 1191

2. Fassolt, A. (1976):
Zur klinischen Wirksamkeit einiger Hypnotika bei präoperativen Schlafstörungen; Schweiz Rundschau Med. (Praxis) 64: 1026-1031

3. Freuchen, I., Østergaard, J., Ohrt Mikkelsen, B. (1978):
Flunitrazepam (Rohypnol®) Compared to Nitrazepam (Mogadan®) and Aprobarbital as Evening Premedication Prior to Anaesthesia: Curr. Ther. Research 23, 1:90-93

4. Ott, H., Doenicke, A., Abreß, C., Fischl, R., Hemmerling, K.-G., Fichte, K. (1979):
Lormetazepam bei präoperativen Schlafstörungen — Dosisabhängigkeit der Wirkung und Vergleich zu 100 mg Pentobarbital; Anaesthesist 28, 29-35

Schlafstudie Lormetazepam

Datum: . . . .   Lfd. Nr. . . . .

Name des Patienten: . . . .

Geschlecht: männlich . . . . .   weiblich . . . .

Alter: . . . . . Jahre   über 54 J. . . . .   unter 55 J. . . . . .

Körpermasse: . . . . . . kg   unter 70 kg . . . . .   über 70 kg. . . . .

Dosierung von Lormetazepam: 1 mg . . . . .   2 mg . . . . .

Einnahmezeit: . . . .

Sind Sie ein guter Schläfer?   ja . . . .   nein . . . . .

wenn nein, haben Sie   Einschlafstörungen . . .   Durchschlafstörungen .

Nehmen Sie sonst Schlafmittel?   ja . . . .   nein . . . . .

wenn ja, welche . . . .

Schliefen Sie subjektiv nach Lormetazepam im Vergleich zu sonst

                                  besser . . . . .   gleich . . . . .   schlechter . . . .

Einschlafzeit: bis 20 min . . . . .   bis 40 min . . . . .   bis 1 h und länger . .

Haben Sie geträumt?   ja . . . .   nein . . . .

wenn ja, schlecht geträumt?   ja . . . .   nein . . . .

Sind Sie in der Nacht aufgewacht? ja . . . . . .   nein . . . .

wenn ja, wie oft?   1-2 mal . . . . .   3 mal und öfter . . . . .

Schlafdauer: . . . . h

Sind Sie selbst aufgewacht?   ja . . . . .   nein . . . . .   wann . . .

wenn nein, wodurch wurden Sie geweckt: . . . .

Kopfschmerz   ja . . . .   nein . . . .

Übelkeit   ja . . . .   nein . . . .

Schwindel   ja . . . .   nein . . . .

Benommenheit   ja . . . .   nein . . . .

sonstige Nebenwirkungen   ja . . . .   nein . . . .

wenn ja, welche? . . . .

Hatten Sie vor dem Einschlafen Sorgen

oder waren Sie sehr nervös?   ja . . . .   nein . . . .

Wie haben Sie geschlafen?   sehr gut . . . . .   gut . . . . .   mittel . . . . .   schlecht . . . .

RR   abends . . . . . .   Puls   abends . . . .

     morgens . . . . . .   morgens . . . . . .

Einnahme von Lormetazepam über . . . . Tage

Abnahme der Wirkung?   ja . . . .   nein . . . .   wann . . . .

Zunahme der Wirkung?   ja . . . .   nein . . . .   wann . . . .

Besonderheiten: . . . .

. . . .

Voraussichtlicher OP-Termin: . . . .

Diskussion

St. Kubicki: Ich habe zunächst eine Frage an Frau Harlass. Es war merkwürdig, daß die relativ hohe Dosierung eine längere Einschlafzeit zeigte, als die niedrige. Spielen hier nicht unter Umständen mehr als nur Körperstruktur, Gewicht und solche Dinge hinein, z.B. der Grad der Angst, der dann zu einer verlängerten Einschlafzeit führt und zu einer höheren Dosierung Anlaß war?

Die zweite Frage bezieht sich auf Ihre Aussage: „Entschieden wurde, wie oft der Patient aufgewacht sei". Das ist natürlich eine sehr subjektive Angelegenheit, weil wir von neurophysiologischer Seite her wissen, daß man nachts häufig aufwacht, oft nur ganz kurz ohne es morgens noch zu wissen. Man kann es aber im EEG nachweisen. Für die Schlafqualität ist die Häufigkeit dieser Aufwachphasen wichtig. Wie haben Sie das registriert?

G. Harlass: Das ist völlig klar, daß diese Studie nur daraus bestand, subjektives Befinden der Patienten aufzuzeichnen. Eine Befragungsstudie kann natürlich in der Genauigkeit nicht an EEG-Untersuchungen gemessen werden. Im einzelnen war festzustellen, wie oft die Patienten aufgewacht sind, wie sie subjektiv ein Schlafmittel beurteilten und den Eindruck, wie tief sie geschlafen haben. Mehr wollten wir dadurch nicht aussagen.

Die verlängerte Einschlafzeit können wir uns nicht gut erklären. Die Unterschiede sind gering. Es kann an der unterschiedlichen Patientenzahl gelegen haben, da 3 mg nur 30 mal im Gegensatz zu 2 mg, die etwa 170-180 mal appliziert wurden.

St. Kubicki: An der Motivation für die Dosierungshöhe kann es nicht liegen?

G. Harlass: Nein.

St. Kubicki: Ich hätte noch eine Frage an Frau Koch. Sie sprachen von der Einschlafzeit. Wer hat diese Einschlafzeit bestimmt? Das ist sehr entscheidend. Der Patient selbst kann sie nicht bestimmen. Das kenne ich aus eigener Erfahrung. Ich bin an sich ein sehr guter Schläfer, habe aber einmal bei einem dieser Versuche vor dem Schlafengehen zu viel Kaffee getrunken. Ich konnte nicht einschlafen. Als ich die Kurve am nächsten Tag ausgewertet habe, habe ich aber gemerkt, daß ich nur 10 Minuten gebraucht habe, um einzuschlafen. Es handelt sich also um ein sehr subjektives Empfinden, so daß Selbstangaben eigentlich unbrauchbar sind. Dann kommt noch hinzu, wann man jemanden einschlafen läßt. Wenn Sie mich um 24 h ins Bett schicken, dann schlafe ich schon in den nächsten Sekunden ein. Wenn Sie mich aber um 20 h abends ins Bett schicken, dann schlafe ich nicht gleich ein. Die Bettgewohnheiten sollten deshalb in einer solchen Studie mit berücksichtigt werden.

M. Koch: Ich gebe Ihnen völlig recht, daß die Erhebungsform vielleicht nicht alle Ansprüche befriedigt. Es wurde zwar noch einmal von Aufsichtspersonen nach dem Patienten geschaut, aber in erster Linie ist die Studie natürlich auf subjektive Angaben gegründet und sicher haben Sie damit recht, wenn Sie sagen, das kann der Betreffende nicht selber so genau beurteilen. Auf der anderen Seite ist der Patient schon am Vorabend der Operation in einer Situation, wo er sich vielleicht ein bißchen genauer beobachtet als sonst. Andererseits, wenn man anfängt, die Sache mit Hirnstromkurven u.a. zu objektivieren, ist möglicherweise die Apparatur selbst auch ein Grund, daß die Mechanismen des Einschlafens nicht ganz so ablaufen, wie sie ohne diese Apparaturen ablaufen würden.

St. Kubicki: Dazu kurz folgendes: Wenn Sie mir abends sagen, ,,Passen Sie mal selbst auf, wann Sie einschlafen!'', dann schlafe ich ganz bestimmt viel später ein.

M. Koch: Das wurde nur retrospektiv gesagt.

G. Haldemann: Ich möchte auf einige Unterschiede zwischen Flunitrazepam und Lormetazepam hinweisen, die mir wichtig erscheinen. Ich habe gesehen, daß bei über 50 Patienten, die über 60 Jahre alt waren, Lormetazepam als Hypnotikum benutzt wurde. Das geht mit Flunitrazepam überhaupt nicht. Die Patienten reagieren paradox, sind verwirrt und ich brauche gar keine Untersuchung zu machen, denn die Schwestern weigern sich, diesen Patienten das Mittel als Hypnotikum zu geben. Auch zur Prämedikation können wir Flunitrazepam nicht benutzen, weil wir die Reaktion darauf nicht feststellen und nicht voraussagen können. Wir brauchen es aber zur Anaesthesie bei Patienten in Kombination mit Fentanyl; Angst vor der Atemdämpfung haben wir nicht, weil wir ja beatmen. Ein großer Unterschied scheint mir auch beim postoperativen Einsatz zu sein. Zur Sedierung auf der Intensivstation verwenden wir Flunitrazepam. Wir setzen es mindestens 24 h bevor wir eine Kooperation vom Patienten verlangen ab. Es wirkt also so lange, daß wir z.B. nicht von kontrollierter zu assistierter Beatmung wechseln können. Und das scheinen mir doch wichtige Unterschiede zwischen zwei Benzodiazepinen zu sein.

A. Doenicke: Diese Frage wurde auch in Ulm vor 8 Monaten diskutiert. Wir haben dort gefordert, daß Flunitrazepam in der postoperativen Phase, also auf den Intensivstationen, selbst bei einer Dosierung von 0.5 mg, nicht ohne Aufsicht gegeben werden darf. In der ersten Zeit der klinischen Erprobung haben wir häufig auch über Tropfinfusionen Flunitrazepam verabreicht, da

wir von der Sedierung begeistert waren. Nach den klinisch experimentellen Untersuchungen, die Herr Suttmann vorgetragen hat und die wir auch in Ulm diskutierten – die Ulmer Gruppe Dick et al. kam zu denselben Ergebnissen mit der CO_2-Rückatmung, ebenso wie Herr Tarnow bei alten Patienten –, fanden wir, daß Flunitrazepam, i.v. verabreicht, deutlich Blutgasveränderungen herbeiführt. Auf der Intensivstation bei zu rascher i.v.-Injektion können gerade bei älteren Patienten Atemdepressionen auftreten, die ein ärztliches Handeln erfordern.

In der Gegenüberstellung mit Lormetazepam sehe ich Vorteile; denn nach unseren Beobachtungen in der postoperativen Phase kam es nur in Kombination mit Analgetika zu stärkeren Veränderungen, die sich aber im Rahmen hielten und weniger stark ausgeprägt waren als bei Flunitrazepam. Flunitrazepam, postoperativ gegeben, wirkt sehr stark und sollte nur unter ärztlicher Kontrolle appliziert werden.

H. Nolte: Ich habe eine Frage. Wie ist die antikonvulsive Wirkung des Lormetazepam im Verhältnis zum Diazepam, also äquipotent 1 : 5, wenn ich das richtig verstanden habe?

A. Doenicke: In den klinischen Studie haben wir ein Verhältnis von 1 : 10 angenommen.

G. Paschelke: Das Verhältnis antikonvulsiv äquieffektiver Dosierungen von Lormetazepam und Diazepam schwankt je nach in der Vorklinik verwendetem Testverfahren zwischen 1 : 4 und 1 : 10.

H. Nolte: Wie ist die antikonvulsive Wirkung zu den anderen Benzodiazepinen?

G. Paschelke: In allen eingesetzten Testmodellen für antikonvulsive Wirkung lag Lormetazepam hinsichtlich der Wirksamkeit in der Spitzengruppe der untersuchten Benzodiazepine.

H. Nolte: Eine weitere Frage: Hat jemand von den klinischen Untersuchern unerwartete Nebenreaktionen gesehen, wie wir sie ja bei Diazepam kennen? Bei Diazepam haben oft speziell junge, kräftige Männer, chronische oder auch subakute Alkoholiker, entgegengesetzte Reaktionen, nämlich statt Sedierung oder Schlaf reagieren sie mit Exitation bis zu relevanten Zuständen.

G. Harlass: Noch kurz zur zweiten Frage von H. Nolte. Eine Beobachtung ist interessant, wenn wir mit Etomidat einleiten und vorher Diazepam geben, gibt es einen geringen Prozentsatz von Patienten, die nach Etomidat mit Mykloni reagieren. Aber wir haben bisher bei 388 Patienten keinen einzigen Fall nach der Kombination Lormetazepam/Etomidat gesehen. Zur paradoxen Wirkung: wir haben sowohl bei alten als auch bei jungen, kräftigen Patienten keine paradoxen Wirkungen erlebt. Bei alten Patienten hingegen haben wir in sehr wenigen Fällen erlebt, daß es nicht gewirkt hat, so daß sie etwas anderes benötigten. Hier hat sich Haloperidol bewährt. Bei Alkoholikern geben wir zur Sedierung oftmals eine höhere Dosis.

H. Nolte: Aber Sie haben nur enteral appliziert?

G. Harlass: Wir haben sowohl enteral, als auch parenteral appliziert, und zwar wurde Lormetazepam 10 Minuten vor Beginn der Einleitung i.v. gegeben. Ich kann sagen, daß der anxiolytische Effekt hervorragend ist. Die Patienten haben die Augen zugemacht, waren ansprechbar, gelöst, äußerten zum Teil sogar, jetzt keine Angst mehr vor der Operation zu haben.

A. Doenicke: In diesem Zusammenhang möchte ich auf die neuesten Untersuchungen hinweisen. 1354 Patienten wurde Lormetazepam verabreicht, aus der Abb. 1 ist die Verteilung nach der Anaesthesieform erkennbar. In 60 % wurde Etomidat verabreicht und in 37 % Leitungsanaesthesien durchgeführt mit Lormetazepam als Sedativum und Anxiolytikum. In Abb. 2 ist die Geschlechterverteilung und Altersstruktur angegeben, mit 1051 Patienten unter 60 Jahren und 303 über 60 Jahren. In Abb. 3 ist in Dekaden die Altersverteilung aufgezeigt. Hier ist zu erkennen, daß der größte Teil der Patienten zwischen 30 — und 60 Jahre liegt, 18 Patienten befinden sich im Alter unter 20 —bzw. über 90 Jahren.

In der Abb. 4 sind die Narkosen nach den Indikationen aufgeteilt. Wie schon von Frau Harlass betont wurde, fiel uns während der Einleitung als auch bei der Leitungsanaesthesie der anxiolytische Effekt auf. Zusätzlich kann man sagen, daß sich Lormetazepam als Adjuvans in der Prä-Phase gut bewährt hat. Wichtig ist bei der Aufschlüsselung, immerhin sind 303 Patienten über 60 Jahre, daß in 37 % der Gesamtzahl Leitungsanaesthesien durchgeführt wurden. Diese Patienten empfanden Lormetazepam als besonders angenehm, so daß wir heute sagen können, die Leitungsanaesthesie ist mit das Hauptanwendungsgebiet für Lormetazepam als Anxiolytikum.

In 26 % der Fälle wurde Lormetazepam mit Halothan kombiniert. Auch die Elektrostimulationsanaesthesie erscheint uns für die Patienten in der Kombination mit Lormetazepam wesentlich angenehmer geworden zu sein.

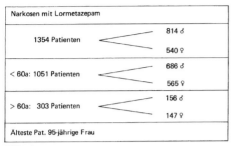

Narkosen mit Lormetazepam

1354 Patienten → 814 ♂ / 540 ♀

< 60a: 1051 Patienten → 686 ♂ / 565 ♀

> 60a: 303 Patienten → 156 ♂ / 147 ♀

Älteste Pat. 95-jährige Frau

Abb. 1

Narkosen mit Lormetazepam i.v.

1354 → < 60 : 1051 / > 60 : 303

Etomidat	N_2O/O_2 Fent.	314	153	467	34 %
Etomidat	N_2O/O_2 Enfluran	322	38	360	Halothan 26 %
ESA		32	8	40	3 %
Leitungen		383	104	487	37 %

Abb. 2

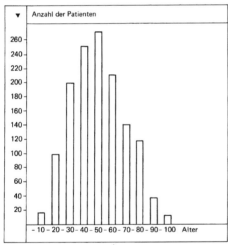

Abb. 3

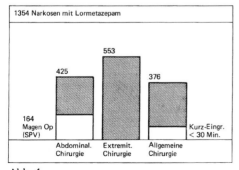

1354 Narkosen mit Lormetazepam

164 Magen Op (SPV) · 425 Abdominal. Chirurgie · 553 Extremit. Chirurgie · 376 Allgemeine Chirurgie · Kurz-Eingr. < 30 Min.

Abb. 4

D. Kettler: Ich habe eigentlich an unsere neurophysiologischen Berater zu einer prinzipiellen Frage der Anaesthesie, die heute glaube ich die entscheidende Rolle spielt und in diesem Zusammenhang auch diese Pharmaka betrifft, folgende Frage: Herr Kubicki, Sie haben zuerst gesagt, daß diese Gruppe der Substanzen einerseits und Analgetika andererseits auf unterschiedliche Weise Analgesie erzeugen, auf verschiedenem Wege. Wenn jetzt also zum Streß und seiner Bedeutung in der Anaesthesie diese Frage erneut aufgeworfen wird, so ist ja diese Frage ganz grundsätzlicher Art – was wollen wir? Was wir nicht wollen, ist klar. Wir wollen keine Blutdruckssteigerungen und keine Herzfrequenzsteigerung für den sehr kranken, z.B. coronarkranken Patienten. Frage: Läßt sich durch beide Arten von Analgesien auf gleiche Weise, einmal also durch die Psychopharmaka die sympathoadrenerge Reaktion unterdrücken, wie z.b. durch das reine Analgetikum vom Typ des Fentanyls, das ist die entscheidende Frage. Die Analgesie ist heute in der Anaesthesie die entscheidende Frage, fast egal ob der Patient schläft oder nicht, um das mal ein bißchen zu pointieren.

Es ist nicht ganz klar, ob man auf beiden Wegen das erreichen kann, denn, was wir nicht wollen, sind überschießende Reaktionen im Sinne einer Streßantwort, denn diese sind z.B. für Gefäßpatienten tödlich.

St. Kubicki: Nun, pointieren wir mal etwas weiter. Schlafen soll der Patient in der Anaesthesie ja eigentlich nur, damit die Chirurgen sich aussprechen, ein bißchen Dampf ablassen können und damit er selbst dieses Erlebnis nicht mitnehmen muß.

Ich wollte mit meinen Ausführungen nur klar machen, daß der Schmerz, den die Anaesthesisten auszuschalten versuchen, keine einheitliche Empfindung ist, sondern in Teilfunktionen zerlegbar ist.

Sie können die einzelnen Teile der Schmerzanalyse voneinander abkoppeln. Das Schmerzerlebnis können Sie durch eine Leukotomie nehmen, d.h. durch die Durchschneidung der frontothalamischen Fasern oder durch eine Leucotomie pharmacodynamique, d.h. hohe Dosen von Neuroleptika. Die Fähigkeit, Schmerz zu registrieren, bleibt dabei erhalten. Operierte, also leukotomierte Patienten, erklärten nicht selten, daß sie den Schmerz weiter verspüren, daß er aber nicht mehr weh täte.

Die Schmerzerkennung oder -identifikation schalten Sie dagegen am besten durch Morphine aus, z.B. in der Neuroleptanalgesie durch Fentanyl. Ohne Schmerzerkennung gibt es natürlich auch kein Schmerzerlebnis. Ohne die Fähigkeit der Erkennung eines Reizes als Schmerzreiz können Sie aber immer noch den Reizort lokalisieren. Diese Leistung verläuft über andere thalamische Kerne und wird durch Morphine nicht entscheidend unterdrückt.

All diese Leistungen sind logischerweise gekoppelt an den Zustand des Bewußtseins. Ohne Bewußtsein gibt es keine Engrammbildung, also auch keine Erinnerung. In der Narkose entfällt deshalb eo ipso jede Schmerzanalyse im Zentralnervensystem.

Um die Reflexwirkung des Schmerzes auf das vegetative System abfangen zu können, was für Sie ja auch wichtig ist, müßten Sie eine tiefe Narkose anstreben. Damit kommen Sie an eine zentrale Lähmung der Vitalfunktionen, und das ist gefährlich. Aber nicht von ungefähr haben sich die Anaesthesisten nicht Narkotiseure genannt. Das zeigt schon, in welche Richtung sie wollten. Sie müssen bloß jetzt sehen, daß Sie auf einer niedrigeren Narkoseebene diese Reflexe abfangen.

Die Benzodiazepine haben nun den Vorteil, daß sie auf den Limbicus wirken, der schon von alters her als vegetativer Kortex bezeichnet worden ist.

J. Kugler: Grundsätzlich zum Problem der Ausschaltung von vegetativen Reaktionen in der prä-, intra- und postoperativen Phase: Ist es wirklich so erstrebenswert, alle vegetativen Reaktionen auszuschalten, oder kann ein gewisses Maß an Steuerungsvorgängen nicht so stimulierend wirken, daß gewisse postoperative Wiederherstellungstendenzen beschleunigt werden. Wir kämen ja sonst in die Zeit vor 25 Jahren zurück, in der zu neurochirurgischen Eingriffen die Hibernation durchgeführt wurde und wir mit dem Lytischen Cocktail von Megaphen®, Atosil® und Hydergin® und Unterkühlung die Patienten 8 Tage in Winterschlaf versetzten. Diese wachten nach der Operation erst auf, als die Fäden gezogen waren. Ist es erstrebenswert, dem Patienten alle Unbill zu ersparen, oder nehmen wir nicht besser gewisse Reaktionen in Kauf, um die Heilungsvorgänge zu beschleunigen?

Herrn Noltes Frage, die mich auch sehr bewegt, ist die der Nebenwirkungen und der unerwarteten Wirkungsumkehr; wie z.B. unter Diazepam beim Alkoholiker in einem Entzugsdelir. Vielleicht müßten wir drei Möglichkeiten unterscheiden: 1. Es gibt bei vielen Patienten unerwartete allergische Reaktionen, die bei allen Substanzen auftreten können, ihr Metabolismus kann regelwidrig verlaufen. 2. Es gibt die Möglichkeit, daß beobachtete Nebenwirkungen in keinem Kausalzusammenhang mit der Pharmakodynamik der Substanz stehen, sondern völlig unabhängig davon auf unerwarteten Voraussetzungen bei einem Krankheitsprozeß beruhen. Es gibt Nebenwirkungen, die sowohl in der Pharmakodynamik der Muttersubstanz als auch in denen der Metaboliten begründet sind.

D. Kettler: Zu diesem Komplex „Schmerzausschaltung" eine Bemerkung: Es ist tatsächlich die im Moment zentral diskutierte Frage in der Anaesthesie, sie ist ja fast schon von philosophischen Wert. Wir haben das neulich mit einem englischen Kollegen im Rahmen einer kleinen Tagung des Royal College of Medicine besprochen, ob es sinnvoll ist, daß Blutdruckantworten und Frequenzantworten im Sinne einer Sympathikus-Reaktion stattfinden sollen oder nicht. Der Normalanaesthesist freut sich über die Aggression des Chirurgen gegen den Patienten, über den gleichbleibenden Blutdruck und den gleichbleibenden Puls. Ist das sinnvoll oder ist das nicht sinnvoll, oder ist ein Narkoseprotokoll viel sinnvoller, immer wenn er in den Patienten reinschneidet, gibt es einen peak, rauf und runter. Jeder anaesthesiologische Lehrer würde sagen, du hast doch eine schlechte Narkose gegeben. Für mich ist diese Frage überhaupt noch nicht entschieden. Was ich meine, ist das Analgesieprinzip, das heute überstrapaziert wird. Die Amerikaner, nachdem sie Fentanyl bekommen haben, beatmen und geben postoperativ 7-10-15 mg als Block nach. Sie sagen, damit brauche ich weder ein Präparat, von den Tranquillizern oder von den Psychopharmaka ganz generell gesprochen, ich brauche kein Barbiturat mehr, ich brauche viel weniger Muskelrelaxantien, ich brauche kein Lachgas mehr, ich mache die idealisierte Mononarkose. Dann habe ich weder Blutdruck- noch Herzfrequenzsteigerung, noch sonst etwas, ich kann mit dem Patienten machen, was ich will, er ist stabil in den Werten, er reagiert nicht. Oder sollen wir doch die „balanced anaesthesia" weiter betreiben?

St. Kubicki: In der Theorie würde man natürlich sagen, wir wollen keine Übersteuerung. Wir müssen alles abschaffen, was übersteuert, aber wir wollen die Steuerung selbst erhalten. Nun muß man natürlich im Einzelfall genau definieren, was ist noch Steuerung und was ist schon Übersteuerung.

Es scheint aber auch Möglichkeiten zu geben, die Steuerung weitestgehend auszuschalten. Mit Morphinen, d.h. genauer mit Fentanyl, kennen wir Berichte aus der Wiener Schule und von De Castro in Brüssel, die beide zuweilen mit enorm hohen Dosen Fentanyl arbeiten. Unliebsame Gegenreaktionen, vor allem Leukopenien oder Abwehrschwächen, wurden dabei offensichtlich nie beobachtet.

A. Doenicke: Das Wort Abwehrschwäche ist gerade gefallen, ich glaube, das ist ein sehr wichtiger Punkt in unserer Diskussion, auch im Zusammenhang mit Streßsituationen. Von angloamerikanischer Seite wird behauptet, bei Patienten im Streß kommt es zur Immunsuppression. Diese sollte auf jeden Fall vermieden werden. Deshalb nicht eine oberflächliche Narkose z.B. mit Halothan, eine sog. „balanced anaesthesia", weil bei dieser immunsuppressive Wirkungen eher auftreten können. Exakte Untersuchungen liegen nocht nicht vor.

H. Bauer: Diese Histaminreaktanden sind sehr interessant. Vorneweg, habe ich richtig verstanden, daß beide Probanden zwar einen Anstieg des Plasmahistamins hatten und auch die typische Kinetik-Kurve aufwiesen, aber keine histamintypischen Reaktionen im erwarteten Umfang zeigten? Ist das richtig?

Eine andere Frage — ist es möglich, daß ein solches Medikament einerseits ambivalente Wirkung hat, einerseits als Histaminliberator wirkt und andererseits, das was man von einem Sedativum auch erwarten kann, einen Antihistamin-Effekt zeigt?

A. *Doenicke:* Die beiden Reaktanden zeigten keine typischen Symptome, so daß man bei dem gemessenen Histaminspiegel (2.7 bzw. 3.2 ng/ml) wirklich an eine Antihistaminika-Wirkung denken muß, nämlich, daß die Rezeptoren durch diese Substanz blockiert sein könnten. Diese Frage muß in sehr sorgfältigen klinisch-experimentellen Studien geklärt werden, weshalb ich gleich den klinischen Pharmakologen frage — liegen schon Untersuchungen vor?

G. *Paschelke:* Es liegen noch keine Untersuchungen zum Einfluß von Lormetazepam auf das Histaminsystem vor. Aufgrund Ihres Hinweises wurden solche Studien vor kurzem geplant. Ich möchte jedoch auf folgendes hinweisen. In der Probandengruppe, die Lormetazepam in dreitägigem Abstand nach Diazepam erhielt, waren 5 Probanden. Davon reagierten 2 Probanden mit einem Anstieg des Histamin-Plasmaspiegels, 3 weitere Probanden reagierten nicht. Ich würde die Frage, ob diese Erscheinung mit der vorausgegangenen Diazepambehandlung zusammenhängen könnte, etwas zurückstellen. Ich bin der Ansicht, daß man von diesen Daten noch nicht auf einen möglichen Zusammenhang mit der Prämedikation schließen kann. Diazepam ist zwar nach 3 Tagen noch nicht vollständig ausgeschieden, doch meine ich, daß wir bei einer Inzidenz von 40 % noch keinen Kausalzusammenhang vermuten können. Einer möglichen histaminantagonistischen Wirkung von Lormetazepam ist unbedingt nachzugehen, doch wenn ich mich richtig erinnere, sahen Sie bei den 5 Flunitrazepam-Reaktanden aus Ihrer früheren Studie ebenfalls keine klinischen Effekte.

A. *Doenicke:* Nein, das stimmt nicht. Es waren mit Flush deutliche Reaktionen bei 4 Patienten vorhanden. Nochmals meine Frage: Haben Sie entsprechende Untersuchungen mit Diazepam und Lormetazepam im Zusammenhang mit Histaminrezeptor-Antagonismus schon durchgeführt?

G. *Paschelke:* Wir haben sie geplant. Ich bin der Ansicht, daß man die Frage, ob die Prämedikation ursächlich mit beteiligt sein kann, jetzt noch nicht beantworten kann. Es gab noch 3 weitere Probanden, die vorher Diazepam bekommen und nicht reagiert haben.

A. *Doenicke:* Ja, es sind insgesamt 10, davon 5 mit der Reihenfolge „Lormetazepam 3 Tage nach Diazepam". Aber ich möchte nochmals auf die Frage H_1- oder H_2-Rezeptor-Antagonisten antworten. Die fehlende klinische Reaktion ist doch für uns interessant, denn bei einem Histaminspiegel von 3.2 ng/ml müßten klinische Symptome aufgetreten sein.

H. *Bauer:* Diese ambivalente Wirkung, einerseits Histamin-Liberator — es kommt zur signifikanten Freisetzung —, aber andrerseits wird der Effekt dieses liberierten Histamins geblockt und stellt demnach einen typischen H_2- oder H_1-Blocker-Effekt dar.

A. *Doenicke:* Das ist ja überhaupt das Entscheidende bei der Kombination H_1- und H_2-Rezeptor-Antagonisten, denn Cimetidin ist selbst ein ausgezeichneter Histamin-Liberator. Cimetidin und auch alle anderen Antihistaminika blockieren bei bestimmter Konzentration die Histaminmethyltransferase, bzw. sie können sogar direkt in der Mastzelle Histamin freisetzen. Es kommt aber nicht zu einer Histaminwirkung, weil sie in Kombination der H_1- und H_2-Antihistaminika die Rezeptoren blockieren. Das ist eine ganz wichtige Erkenntnis, die wir im Laufe der letzten Jahre gewonnen haben. Sie kennen unsere Publikation, in der wir mit einer vernetzten Polypeptid-Gelatine, einem Histamin-Liberator, dieses objektivieren konnten.

H. *Nolte:* Meine Frage ist, liegen Erfahrungen vor, etwa bei klassischer konservativer Prämedikation, z.B. Morphin-

Scopolamin s.c. 1 1/2 Stunden, prä-
operativ und dann Gabe als Unterstützung einer Regionalanaesthesie, z.B.
mit diesen Medikamenten?

A. Doenicke: Nein. Herr Suttmann
hatte das angesprochen. Es ist geplant.

B. Grote: Ich wollte nochmals eine
kurze Bemerkung zum Lormetazepam
machen, um vielleicht doch den Stel-
lenwert dieser Substanz herauszustrei-
chen. Wir haben gesehen, daß auch bei
mittlerer wirksamer Dosierung die Blutgase offensichtlich kaum beeinflußt
werden. Es gibt nur eine einzige Substanz, nämlich das Benzoctamin, das
ähnliche Wirkungen hat, aber ansonsten
ein ganz anderes Spektrum. Beim
Flunitrazepam und auch beim Diazepam gibt es deutliche Beeinflussungen,
zumindest wenn man die pCO_2-Ant-
wortkurven nimmt. So gesehen meine
ich, daß die Substanz Lormetazepam
von Wert ist.

13 Amnestische Begleitwirkungen nach i.v.-Gabe von Lormetazepam und Flunitrazepam

Ott, H., Hemmerling, K.-G., Kugler, J., Suttmann, H., Doenicke, A., Tesch, C., Sträßner, G.

Einleitung

Neuere klinische Befunde über Amnesien nach Verabreichung von Benzodiazepinen (3) führten dazu, daß dieser Thematik in den letzten Jahren verstärkte Aufmerksamkeit gewidmet wurde (5, 6, 13, 14, 16). Beobachtungen von Kugler et al. (12) über metabolisch-toxisch verursachte amnestische Episoden unter klinisch nicht kontrollierten Bedingungen unterstreichen die Notwendigkeit, im Rahmen der Sicherheitsüberprüfung neu entwickelter Psychopharmaka diesen Aspekt besonders zu berücksichtigen.

Dabei ergibt sich jedoch für eine empirische Untersuchung das methodische Problem, daß mit dem Terminus ‚Amnesie' ein außerordentlich komplexer Prozeß bezeichnet wird, der eine Fülle teilweise sehr unterschiedlicher Formen beinhalten kann:

1. Blockierung oder Beeinträchtigung von Prozessen des Lernvorgangs (d.h. des Kurzzeitgedächtnisspeichers, der Lernorganisationsfähigkeit oder des Transfers von Lerninhalten vom Kurzzeitgedächtnis in das Langzeitgedächtnis)

2. Blockierung oder Beeinträchtigung des Langzeitgedächtnisses (der Speicherung von Lerninhalten im Langzeitgedächtnis, ihrer Abrufbarkeit bzw. Wiedererkennbarkeit)

3. Blockierung oder Beeinträchtigung von assoziativen Gedächtnisfunktionen

4. Blockierung oder Beeinträchtigung von Gedächtnisinhalten, die vor Eintritt des amnesieauslösenden Ereignisses im Gedächtnis gespeichert waren (retrograde Amnesie)

5. Blockierung oder Beeinträchtigung der Aufnahme, Speicherung oder Abrufbarkeit von Gedächtnisinhalten die nach Eintritt des amnesieauslösenden Ereignisses aufgenommen wurden bzw. werden sollten (anterograde Amnesie)

Weiterhin gilt es, im Rahmen einer Amnesieuntersuchung eine Reihe von medikamentösen und nichtmedikamentösen Einflußfaktoren zu kontrollieren, die sich in Wechselwirkung mit der verabreichten Substanz auf Art, Eintritt und Verlauf amnestischer Prozesse auswirken können.

Solche Faktoren sind u.a.:

a) medikamentöse

Dosierung, Art der Applikation, Anzahl der Applikationen, Wechselwirkungen bei Verabreichung von mehreren Substanzen

b) Art des Lerninhalts oder des Erinnerungsobjekts

z.B. abstrakte oder anschauliche Begriffe, Bilder, Symbole; sinnhafte oder bedeutungslose Begriffe, Silben, Bilder; spontan oder auf Anordnung ausgeführte Verhaltensweisen; neutrale oder affektbesetzte Begriffe, Verhaltensweisen etc.

Einfluß von Positionseffekten auf Lernleistung bei Darbietung mehrerer Lerneinheiten (z.B. mehrerer Bilder, die eingeprägt werden sollen)

c) Art der Darbietung und Abfragung des Lerninhalts oder Erinnerungsobjektes

z.B. visuelle oder akustische Darbietung der Lerninhalte, Aufforderung zum Einprägen des Lerninhalts oder dessen kommentarlose Darbietung, Feststellung der Erinnerungsfähigkeit mit Hilfe von freiem Recall oder unter Anbieten von Gedächtnisstützen

d) Persönlichkeitseinflüsse

z.B. Alter, Geschlecht, Lernmotivation, Situationsangst, Schulbildung etc.

13.1

Die vorliegende Abhandlung stellt einen methodischen Ansatz zur Erfassung amnestischer Prozesse vor, mit dessen Hilfe die verschiedenen Amnesieformen gesondert erfaßt, und einzelne der o.g. möglichen amnesierelevanten Faktoren untersucht werden können. Praktische Verwendung fand er in einer i.v.-Verträglichkeitsstudie, in der 0.5 mg, 1 mg und 2 mg/70 kg/KM Flunitrazepam versus 0.5 mg, 1 mg und 2 mg/70 kg/KM Lormetazepam bezüglich ihres amnestischen Potentials untersucht wurden.

Für Flunitrazepam wurden bereits dosisabhängige amnestische Effekte (7) festgestellt. Diese Substanz eignet sich auch deshalb besonders gut für Vergleichszwecke, weil im Bereich der o.g. Dosierungen eine Äquivalenz beider Substanzen anzunehmen ist (4).

Methodik

Probanden

Die Untersuchung erfolgte an insgesamt 36 männlichen Probanden mit einem Durchschnittsalter von 23 Jahren und einer mittleren Körpermasse von 73 kg. Voraussetzung für deren Teilnahme an der Prüfung war die Erfüllung nachfolgender Einschlußkriterien: schriftliche Einverständniserklärung nach Aufklärung über den Versuchsablauf durch einen Arzt i.S. des 2. Arzneimittelgesetzes vom 1.1.1978, Alter zwischen 21 und 45 Jahren, mittlere Körpermasse zwischen 50 und 90 kg. Ausschlußkriterien lagen vor im Falle von schwerwiegenden Organerkrankungen, Psychosen, akuter Behandlung mit Psychopharmaka oder Drogenabhängigkeit; weiterhin bei Probanden, die im EEG eine potentiell erhöhte Anfallsbereitschaft erkennen ließen, EKG-Werte außerhalb der Norm aufwiesen oder in der klinisch-labordiagnostischen Untersuchung pathologische Befunde zeigten.

Experimentelles Design

Das experimentelle Design wurde in Übereinstimmung mit den FDA–Guidelines for Testing of Psychotropic Drugs entwickelt. Die Versuchspersonen wurden 3 unabhängigen Behandlungsgruppen à n = 12 randomisiert zugeordnet und erhielten im Changeover bei zufälliger Reihenfolge je eine gleich hohe Dosis von Lormetazepam und Flunitrazepam im Abstand von mindestens 14 Tagen. In der ersten Behandlungsgruppe wurden 0.5 mg/70 kg KM, in der zweiten 1 mg/70 kg KM und in der dritten 2 mg/70 kg KM je Substanz injiziert. Die Versuchsanordnung hatte Doppelblindcharakter.

Meßparameter

Amnesieprüfung

Zur differentialdiagnostischen Abklärung medikamentös bedingter amnestischer Funktionsbeeinträchtigungen oder Blackouts wurden zwei verschiedene Verfahren herangezogen:

Silbengedächtnistest

In Anlehnung an ähnliche bereits bewährte Verfahren (9,13) wurde ein Silbengedächtnistest entwickelt, der folgende Funktionen prüft:

1. Abstrakte Lernfunktionen, d.h. die Speicherungsfähigkeit des Kurzzeitgedächtnisses.

2. Reproduktionsfunktionen, d.h. die Abrufbarkeit von Lerninhalten aus dem Langzeitgedächtnis.

3. Assoziative Gedächtnisfunktion

Der Test besteht aus einer Reihe von 8 Listen mit je 7 sinnlosen Silbenpaaren. Die Silbenpaare setzen sich aus 4 Konsonanten und 2 unterschiedlichen Vokalen zusammen, wobei sich die Vokale a, e, i, o, u zu gleichen Teilen auf die einzelnen Silbenpaare verteilen.

Jede Liste wurde den Probanden einmal für insgesamt 9 min zum Lernen vorgelegt.

Zur Steuerung des Lernprozesses erfolgte die Aufforderung, sich die 7 Doppelsilben nacheinander und dabei jede Doppelsilbe für sich einzuprägen. Nach 4 min Lerndauer kontrollierte der Untersucher erstmalig das Lernresultat, indem er den Probanden bat, alle ihm erinnerlichen Silben aus der Liste zu nennen. Dabei wurde jede erinnerte Silbe als richtig registriert, unabhängig davon, ob der Proband die betreffende Silbe entsprechend ihrer Reihenfolge oder im Zusammenhang mit der dazugehörigen anderen Silbe nennen konnte oder nicht (freier spontaner Recall). Daraufhin erhielt jeder Proband die Liste ein zweites Mal zum Lernen für 3 min mit anschließender Abfragung und noch ein drittes Mal für eine zweiminütige Lernphase. Das Ergebnis der Abfragung nach der dritten Lernphase wurde als Grundlage für die Bewertung der Lernfähigkeit (Speicherungsfähigkeit des Kurzzeitgedächtnisses) herangezogen.

Einige Stunden nach Vorlage der Silbenliste wurde dieselbe Liste wieder im freien Recall (analog zur Feststellung der Anzahl der neu erlernten, d.h. im Kurzzeitgedächtnis gespeicherten Silben) abgefragt, um überprüfen zu können, ob die erlernten Silben im Langzeitgedächtnis gespeichert waren. Als Kriterium zur Bewertung der Langzeitgedächtnisleistung wurde die Anzahl der frei erinnerten Silben für die statistische Analyse verwendet.

Im Anschluß an den freien Recall wurde schließlich die assoziative Gedächtnisfunktion getestet, indem der Untersucher die linken Hälften der Silbenpaare aus der zuletzt gelernten Silbenliste nannte und der Proband die entsprechenden rechten Silbenhälften zu assoziieren hatte. Die Anzahl der richtig assoziierten rechts postierten Silben diente als Kennwert zur Bestimmung der Assoziationsleistung.

Der zeitliche Versuchsablauf des Silbentests ist aus Abb. 1 ersichtlich.

Der vorgestellte Silbentest erlaubt auch eine Unterscheidung von retrograden und anterograden amnestischen Funktionsbeeinträchtigungen. Bei erheblichen Präparateunterschieden in den Langzeitgedächtnisleistungen bezüglich der vor der Applikation erlernten Silben wäre eine retrograde amnestische Beeinträchtigung der Gedächtnisleistungen durch die schlechter abschneidende Substanz anzunehmen. Eine anterograde amnestische Gedächtnisbeeinträchtigung müßte man dagegen bei entsprechenden unterschiedlichen Gedächtnisleistungen bezüglich der nach der Applikation vorgelegten Silben mutmaßen.

Fototest

Im Gegensatz zum Silbentest, der die Gedächtnisleistungen bezüglich abstrakter Lerninhalte mißt, dient der verwendete Fototest zur Erfassung der visuellen Erinnerungsfähigkeit bezüglich emotional geprägter, aktiver Handlungen: es war dabei quantitativ zu registrieren, in welchem Umfang sich die Probanden je Behandlungsgruppe an Fotoaufnahmen nach eigener Motivwahl vor der Applikation (retrograde Amnesieprüfung) erinnern konnten bzw. ob sie in der Lage waren, die gleichen Fotoaufnahmen, die 5 h post appl. gemacht worden waren, am nächsten Tag noch einmal zu wiederholen (anterograde Amnesieprüfung). Der genaue Zeitablauf des Fototests ist Abb. 2 zu entnehmen.

Befindlichkeitsverlauf

Die Entwicklung der allgemeinen subjektiven Befindlichkeit wurde mit Hilfe der Selbstbeurteilungsskala Bf-S (17) über 49 h nach dem Injektionszeitpunkt verfolgt. Die Erhebungen erfolgten 1 h prae appl. sowie $5\frac{1}{2}$, $8\frac{1}{4}$, 25 und 49 h post appl.

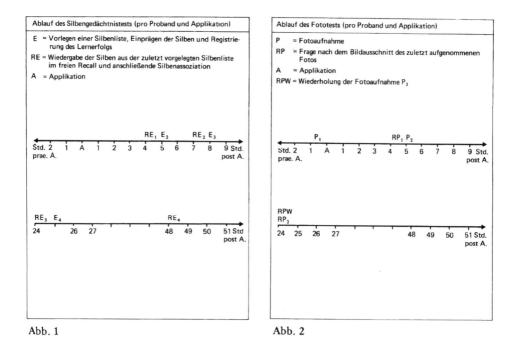

Ablauf des Silbengedächtnistests (pro Proband und Applikation)
E = Vorlegen einer Silbenliste, Einprägen der Silben und Registrierung des Lernerfolgs
RE = Wiedergabe der Silben aus der zuletzt vorgelegten Silbenliste im freien Recall und anschließende Silbenassoziation
A = Applikation

Ablauf des Fototests (pro Proband und Applikation)
P = Fotoaufnahme
RP = Frage nach dem Bildausschnitt des zuletzt aufgenommenen Fotos
A = Applikation
RPW = Wiederholung der Fotoaufnahme P_2

Abb. 1

Abb. 2

Gezielte Nebenwirkungsbefragung

Anhand mehrerer entwickelter ad hoc Fremd- und Selbstbeurteilungsbögen wurden alle benzodiazepinspezifischen Begleitsymptome 2h bis zu 24h nach der Injektion hinsichtlich ihrer Häufigkeit je Behandlungsgruppe und Meßzeitraum festgehalten.

Statistische Auswertung

Für den Silbengedächtnistest wurde als Prüfmodell eine dreifaktorielle Varianzanalyse mit den Faktoren Laufzahl der Reihenfolge, Laufzahl der Probanden innerhalb der Reihenfolge und Dosierung und Laufzahl der Präparate verwendet. Unterschiede zwischen Präparaten und Reihenfolgen je Dosierung wurden multivariat auf dem $\alpha \leqslant 0.10$ Niveau geprüft. Bei multivariat signifikanten Effekten wurde ein univariater Abbau vorgenommen und die Zeitpunkte, zu denen sich Unterschiede zeigten, angegeben. Dosiswirkungsbeziehungen wurden mit Hilfe quadratischer bzw. linearer Anpassung je Meßzeitpunkt bestimmt. Der Fototest wurde ebenso wie die ermittelten Nebenwirkungen mit Hilfe eines Symmetrietests (McNemar) ausgewertet.

Ergebnisse

Beeinflussung des Kurzzeitgedächtnisses

Die Ergebnisse des Silbenlernens sind in der Mittelwerttabelle 1 abgebildet. Da beim Erlernen der Doppelsilben niemals erhebliche Unterschiede zwischen der Anzahl der erlernten links postierten Teilsilben und der Anzahl der erlernten rechts postierten Teilsilben auftraten,

Lernpositionseffekte also nicht in Erscheinung traten, beschränkt sich die Darstellung auf die Anzahl der erlernten Doppelsilben (maximal 7) zu den verschiedenen Erhebungszeitpunkten und unter den diversen Behandlungsbedingungen.

Die Werte deuten auf ein sehr hohes homogenes Lernniveau, das in allen Behandlungsgruppen sowohl vor der Applikation als auch 5h, 8h und 24h nach der Applikation anzutreffen ist. Daraus läßt sich erkennen, daß weder durch Flunitrazepam noch durch Lormetazepam in den Dosierungen 0.5 mg 1 mg oder 2 mg das Kurzzeitgedächtnis bezüglich der Speicherung von abstrakten Lerninhalten nennenswert beeinträchtigt wird.

Beeinflussung des Langzeitgedächtnisses

Die entsprechenden Ergebnisse sind in Tab. 2 aufgeführt. Auch bei dem verzögerten freien Recall wurden keine Lernpositionseffekte festgestellt.

Tab. 1

Beeinflussung des Kurzzeitgedächtnisses – Anzahl der durchschnittlich erlernten Doppelsilben je Behandlung und Erhebungszeitpunkt

Behandlung		Zeitpunkt der Erhebung			
		45 min prae appl.	5h post appl.	8h post appl.	24,5h post appl.
0,5 mg	L	5,7	6,3	6,7	6,8
	F	6,0	6,0	6,3	5,8
1,0 mg	L	6,0	6,3	5,9	5,8
	F	6,3	5,9	6,0	6,3
2,0 mg	L	6,3	6,3	6,4	6,8
	F	6,2	4,0	5,8	6,6

L = Lormetazepam
F = Flunitrazepam

Beeinflussung des Langzeitgedächtnisses – Anzahl nach korrektem Erlernen im verzögerten freien Recall nicht mehr erinnerbaren Doppelsilben (Mittelwerte)

Behandlung		Zeitpunkt der Erhebung			
		4,7h post appl.	7,5h post appl.	24h post appl.	48h post appl.
0,5 mg	L	1,7	1,5	2,2	3,3
	F	1,3	2,8	1,7	1,2
1,0 mg	L	1,7	0,8	1,7	1,6
	F	1,3	1,6	1,6	2
2,0 mg	L	1,6	1,8	1,9*	1,3*
	F	1,3	1,6	3,2	2,8

* signifikanter Unterschied zugunsten von Lormetazepam gegenüber der gleichen Dosis Flunitrazepam $(p < .10)$

L = Lormetazepam
F = Flunitrazepam

Tab. 2

Signifikante Unterschiede zwischen den gleichen Dosierungen der Präparate bezüglich der Anzahl der zwar erlernten, aber im verzögerten freien Recall nicht mehr erinnerten Doppelsilben traten im Vergleich der 2 mg-Gruppen 24h und 48h post appl. zugunsten von Lormetazepam auf. Da zu diesen Zeitpunkten aufgrund der pharmakodynamischen Eigenschaften von Flunitrazepam eine amnestische Funktionsbeeinträchtigung nicht unwahrscheinlich erscheint, lassen sich diese Ergebnisse nicht als Zufallsresultate interpretieren.

Beeinflussung der assoziativen Gedächtnisfunktionen – Anzahl der nach Nennung der links postierten Teilsilben richtig assoziierten rechts postierten Teilsilben richtig assoziierten postierten Teilsilben je Behandlung und Erhebungszeitpunkt (Mittelwerte)

Behandlung		Zeitpunkt der Erhebung			
		4,75h post appl.	7,5h post appl.	24h post appl.	48h post appl.
0,5 mg	L	4	4,8	4,5	3,5
	F	4,8	3,2	4,6	4,7
1,0 mg	L	4,3	5,5	4,3	4
	F	5,1	4,3	4,4	4,3
2,0 mg	L	4,8	4,5*	4,5*	5,4*
	F	4,9	2,4	2,7	3,8

* signigikante Unterschiede von Lormetazepam gegenüber der gleichen Dosis Flunitrazepam (p < .10)

L = Lormetazepam
F = Flunitrazepam

Tab. 3

Beeinflussung assoziativer Gedächtnisfunktionen

Eine Übersicht der Ergebnisse des Assoziationstests findet sich in Tab. 3. Bei diesem Parameter fällt eine Wertung der Ergebnisse schwer, da sich auch hier Präparateunterschiede zugunsten von Lormetazepam nur im Vergleich der 2 mg-Gruppen ergeben, und zwar zu den späteren Meßzeitpunkten 7,5h, 24h und 48h post appl..

Fototest

Die visuellen Gedächtnisleistungen weichen bei keiner der geprüften Behandlungen statistisch signifikant voneinander ab.

Bei der Einzelfallbetrachtung stellte sich indes heraus, daß drei von 36 Probanden sich $4 \frac{3}{4}$ h p. i. überhaupt nicht mehr an die 1. Fotoaufnahme vor der Injektion erinnern konnten (je ein Proband nach Injektion von 0.5 mg bzw. 1 mg Flunitrazepam sowie 2 mg Lormetazepam). Dieser Umstand liefert einen deutlichen Hinweis auf das Vorliegen einer retrograden Amnesie bei diesen Probanden. Bei einem dieser

Probanden (nach Injektion von 0,5 mg Flunitrazepam) sowie einem anderen Probanden nach 1 mg Flunitrazepam-Behandlung stimmten die Wiederholungsfotos ($24 \frac{3}{4}$ h p. a. nicht mit der einen Tag zuvor ($5 \frac{1}{2}$ h p. a. angefertigten Aufnahme überein. Auch hier muß möglicherweise eine Amnesie angenommen werden.

Allgemeine Befindlichkeit

Hinsichtlich der mit der Bf-Skala ermittelten allgemeinen Befindlichkeit zeigten sich Dosiswirkungsbeziehungen auf der Grundlage linearer Anpassung für Lormetazepam (1h prae appl., $8 \frac{1}{4}$ h, 25 und 49 h p. a. sowie für Flunitrazepam (1h prae a. 25 und 49 h p. a. im Sinne einer Verbesserung der Befindlichkeit bei zunehmender Dosierung.

Auf der Grundlage quadratischer Anpassung traten Dosiswirkungsbeziehungen nicht auf.

Gezielte Nebenwirkungsbefragung

Bei diesen Parametern wiesen die Ergebnisse auf eine Beeinträchtigung kognitiver Funktionen und Koordinationsleistungen durch 2 mg Flunitrazepam, jedoch wiederum nur zu relativ späten Zeitpunkten.

Im Vergleich der Präparate je Dosierungsgruppe und Erhebungszeitpunkt zeigten sich unter Flunitrazepam in der 2 mg-Dosierung signifikant mehr Konzentrationsstörungen (4,5h bis 24h p. a.) Gedächtnisstörungen (4,5h bis 24h p. a.) und Ataxie (4h bis 4,5h und 4,5 bis 24h p. a.), Symptome, die zum gleichen Erhebungszeitpunkt unter Lormetazepam überhaupt nicht verzeichnet wurden (Abb. 3). Weiterhin wurden nach Flunitrazepaminjektion in der 1 mg-Dosierung signifikant erhöhte Einschlafschwierigkeiten in der darauf-

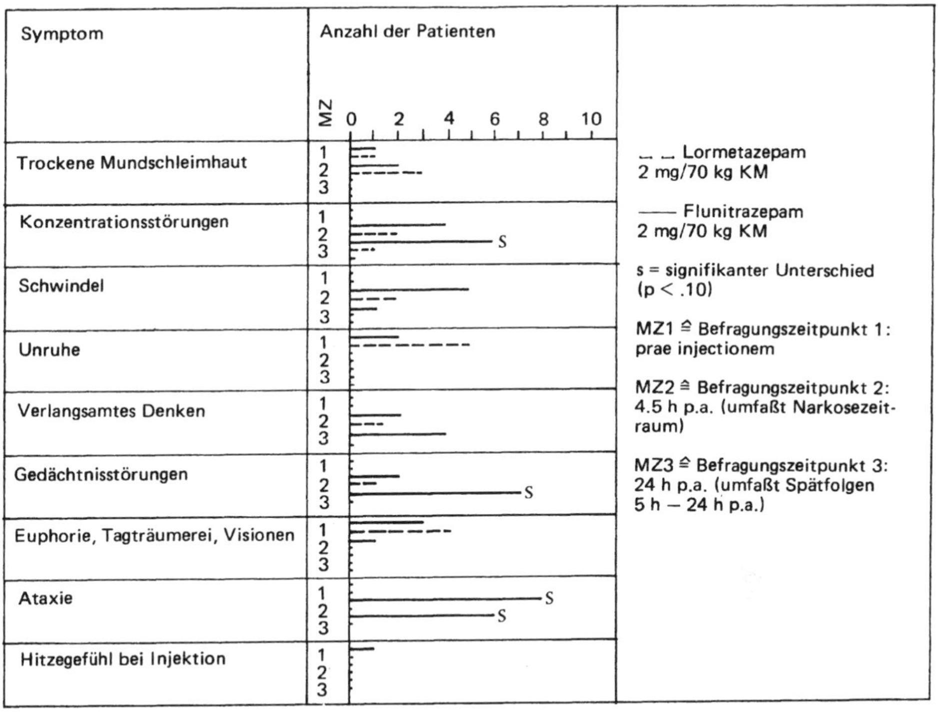

Symptom — Anzahl der Patienten

Symptom	MZ	
Trockene Mundschleimhaut	1 2 3	
Konzentrationsstörungen	1 2 3	s
Schwindel	1 2 3	
Unruhe	1 2 3	
Verlangsamtes Denken	1 2 3	
Gedächtnisstörungen	1 2 3	s
Euphorie, Tagträumerei, Visionen	1 2 3	
Ataxie	1 2 3	s / s
Hitzegefühl bei Injektion	1 2 3	

(Skala: 0 2 4 6 8 10)

- - - Lormetazepam 2 mg/70 kg KM

—— Flunitrazepam 2 mg/70 kg KM

s = signifikanter Unterschied (p < .10)

MZ1 ≙ Befragungszeitpunkt 1: prae injectionem

MZ2 ≙ Befragungszeitpunkt 2: 4.5 h p.a. (umfaßt Narkosezeitraum)

MZ3 ≙ Befragungszeitpunkt 3: 24 h p.a. (umfaßt Spätfolgen 5 h – 24 h p.a.)

Abb. 3

folgenden Nacht und unter 0.5 mg Flunitrazepam eine verkürzte Durchschlafdauer während dieser Nacht, verglichen mit der Normalschlafdauer, festgestellt.

Diskussion

In einer humanen i.v.-Verträglichkeitsstudie mit Doppelblind-Crossover-Design wurden 36 gesunde männliche Probanden randomisiert 3 gleichen, unabhängigen Behandlungsgruppen zugeteilt, in denen je 0.5 mg Flunitrazepam/ Lormetazepam (Gruppe I), 1 mg Flunitrazepam/Lormetazepam (Gruppe II) und 2 mg Flunitrazepam/Lormetazepam (Gruppe III) bei zufälliger Applikationsreihenfolge einmalig verabreicht wurden. Bezüglich der gewählten Dosierungen wurde eine Äquivalenz der Substanzwirkungen angenommen. Das Ziel der Studie bestand darin, mit Hilfe eines neu entwickelten Meßmodells die amnestischen Wirkungen von Lor-

metazepam und Flunitrazepam unter qualitativ sehr unterschiedlichen Aspekten zu untersuchen, womit dem hohen Komplexitätsgrad solcher Phänomene Rechnung getragen werden sollte.

Die Ergebnisse bestätigen im wesentlichen auf allen Untersuchungsebenen die Gleichwertigkeit beider Substanzen und damit die zugrundegelegte Äquivalenzhypothese, wenngleich in der höchsten Dosierung (2 mg) eine stärkere amnestische Wirkung von Flunitrazepam ausgeht. Angesichts der Tatsache aber, daß die Unterschiede zwischen 2 mg Lormetazepam und Flunitrazepam in der Regel erst zu einem sehr späten Zeitpunkt in Erscheinung traten (24h und 48h p. a.) läßt sich ein gravierender Präparateunterschied daraus kaum ableiten. Denn ein deutlicher Unterschied zwischen den verschiedenen Flunitrazepam-Dosierungen bezüglich der Gedächtnisleistungswerte war nicht erkennbar, so daß Heipertz' Annahme (7) einer

Dosisabhängigkeit amnestischer Prozesse unter Flunitrazepam nicht bestätigt werden konnte. Gleichwohl ist festzuhalten, daß eine nicht lineare Beziehung zwischen Plasmakonzentration und Gedächtnisleistung unter Flunitrazepam festgestellt werden konnte (1). Da die aktive Rolle der Flunitrazepammetaboliten 1-Desmethylderivat und 7-Aminometabolit beim Menschen noch eingehend zu klären ist, wobei man aber von einer Halbwertszeit dieser Metaboliten von 31 h bzw. 20 h ausgehen kann, bleibt abzuwarten, ob sich hier möglicherweise ein Ansatzpunkt für eine Erklärung möglicher spätamnestischer Wirkungen von Flunitrazepam anbietet. In jedem Falle sollte diese Problematik in zukünftigen Untersuchungen berücksichtigt werden, in denen auch Plazebokontrollgruppen zu installieren wären, um die eingangs erwähnten amnestischen Episoden, die auch in der vorliegenden Studie (mehrere Blackouts bei der Erinnerung an eigene Fotoaufnahmen 25 h p. a.) auftraten, besser kontrollieren zu können.

Die Ergebnisse beim Silbenlernen zur Überprüfung der Funktionsfähigkeit des Kurzzeitgedächtnisses verdeutlichen, wie wichtig es ist, den Prozeß der Aufnahme von Lerninhalten (Encodierung) gesondert zu erfassen und ihn gegenüber dem Prozeß der Abfragung von Lerninhalten aus dem Langzeitgedächtnis (Decodierung) abzugrenzen. In der vorliegenden Studie, die insbesondere die spätamnestischen Wirkungen bis zu 48h post appl. untersuchte, ergaben sich keinerlei Anhaltspunkte für eine medikamentös bedingte Beeinträchtigung der Kurzzeitgedächtnisfunktionen, wohl aber für eine Schwächung oder — in Einzelfällen — Blockierung der Langzeitgedächtnisfunktionen bezüglich der Speicherungsorganisation oder der Abrufbarkeit von abstrakten Lerninhalten bzw. Handlungsabläufen

mit aktiver affektbesetzter Anteilnahme.

Ghonheim und Mewaldt (5,6) und Liljequist et al. (14) stellten ebenso wie andere Autoren (2) demgegenüber für Diazepam und für Scopolamin eine Beeinträchtigung der Lernleistungen (vermutlich des Transfers von Lernelementen aus dem Kurzzeitgedächtnis in das Langzeitgedächtnis) fest, konnten aber keine Behinderung des verzögerten Recallprozesses finden. Ghonheim und Mewaldt (5) erbrachten den Befund, daß bei zusätzlicher Injektion von Physostigmin die geschilderten amnestischen Wirkungen von Scopolamin antagonistisch aufgehoben werden, hingegen die amnestischen Effekte von Diazepam anhalten. Er leitete angesichts der bekannten cholinergen Wirkmechanismen von Physostigmin die Schlußfolgerung ab, daß die amnestische Wirkung bezüglich der Lernfähigkeit unter Scopolamin auf anticholinergen Prozessen basiere, die amnestische Wirkung von Diazepam dagegen vermutlich aufgrund einer Erleichterung der GABA-ergen Transmission zustande komme. Dieser Befund weist darauf hin, daß sich die biochemische Wirkungsweise von Flunitrazepam und Lormetazepam offenbar qualitativ von den Wirkmechanismen Diazepams abhebt. Ghonheim und Mewaldt (5) konnten weiterhin im Gegensatz zu den Befunden der hier vorgelegten Studie keine Hinweise auf das Vorliegen einer retrograden Amnesie nach Verabreichung von Diazepam bzw. Scopolamin finden.

Als sehr wesentlich zur differentialdiagnostischen Abklärung retrograder und anterograder Amnesie sowie von amnestischen Blackouts erwies sich der Fototest. Er erlaubte einerseits, die Gedächtnisleistungen bezüglich visueller, anschaulicher Bilder festzuhalten, eine Methode, die sich im Rahmen von Amnesietests großer Beliebtheit erfreut (7, 8, 11, 15). Andererseits berücksichtigt er den Einfluß von Lernmotivation und affektiver Stimmungslage auf die Gedächtnisleistung (die Fotos erfolgten nach freier Motivwahl im Rahmen eines Spaziergangs). Die Notwendigkeit, die assoziativen Gedächtnisleistungen getrennt zu erfassen wurde ebenfalls durch die Ergebnisse unterstrichen. Ähnlich wie Hrbeck et al. (10) einen Inhibitionseffekt durch Benzodiazepine (Diazepam und Oxazepam) auf erlernte assoziative Verbindungen nachweisen konnten, legen auch die in dieser Studie ermittelten Ergebnisse nahe, daß insbesondere unter hohen Dosierungen, die assoziativen Gedächtnisleistungen in besonderem Maße betroffen sind.

Zusammenfassung

In einer Studie, in deren Verlauf an 36 gesunden männlichen Probanden Lormetazepam (0.5, 1 und 2 mg) und Flunitrazepam (0.5, 1 und 2 mg) intravenös appliziert wurden, sollten die beiden Medikamente anhand eines neuartigen Prüfmodells auf amnestische und andere psychovegetative Nebenwirkungen bis zu 48 h p. a. untersucht werden. Die Applikation erfolgte im Doppelblind-Crossover-Design. Jeder Proband erhielt jeweils die gleiche Dosierung von Lormetazepam und Flunitrazepam. Die Reihenfolge in der Einnahme der Präparate und die Zuordnung der einzelnen Probanden zu den 3 gleich großen unabhängigen Behandlungsgruppen war randomisiert.

Die drei unterschiedlichen Dosierungen je Präparat wurden auf dem $\alpha \leqslant 0.10$-Niveau mit den entsprechenden Dosierungen des Vergleichspräparates verglichen. Die dabei zugrunde gelegte Äquivalenzhypothese, derzufolge die beiden Prüfpräparate je Dosierung eine in etwa gleichwertige amnestische Wirkung aufweisen, konnte auf allen Meßebenen weitgehend bestätigt werden. Die amnestischen Beeinträchtigungen betrafen dabei nicht die Kurzzeitgedächtnisfunktionen, sondern in erster Linie abstrakte Lerninhalte oder Handlungsabläufe mit aktiver, affektbesetzter Anteilnahme, die im Langzeitgedächtnis entweder nicht gespeichert werden konnten oder aus diesem nicht mehr abrufbar waren.

Als Spätfolgen (4,5 − 24 h p.a.) fanden sich signifikant erhöhte Nebenwirkungsraten nach 2 mg Flunitrazepam gegenüber 2 mg Lormetazepam für Konzentrations- und Gedächtnisstörung und Ataxie, sowie nach 1 mg Flunitrazepam signifikant vermehrte Einschlafstörungen in der darauffolgenden Nacht.

Summary

36 healthy male volunteers received intravenously 0.5 mg, 1 mg or 2 mg Lormetazepam and the same dosage of Flunitrazepam in an randomized order. The application followed a double blind design. The study intended to verify potential amnesic side effects over an interval of 48 h by using a new study model.

The 3 doses of each drug were compared to the corresponding dose of the other drug at the $\alpha \leqslant .10$ level. The assumption that the same dosage of each drug would have approximately the same amnesic effect was confirmed by all measurements. Short-term memory seems not to be influenced after intravenous application of lormetazepam or flunitrazepam. The main effect came to light with abstract learning material and activities involving active emotionally loaded participation, which either could not be stored in the long-term memory or could not be recalled. Significantly increased rates of side effects occurred between 4.5 to 24 h after application of 2 mg flunitrazepam vs. 2 mg lormetazepam. These hangover symptoms arised with disturbances of concentration, memory and ataxia. After application of 1 mg flunitrazepam there were significantly higher numbers of problems with falling asleep in the night after narcosis.

Referenzen

1. Amrein, R. (1978):
Zur Pharmakokinetik und zum Metabolismus von Flunitrazepam. In: Ahnefeld, F.W., Bergmann, H., Burn, C., Dick. W., Halmügyi, M., Hossli, G. und Rügheimer, E. (Hrsg.): Klinische Anästhesieologie und Intensivtherapie 17 – Rohypnol (Flunitrazepam): Pharmakologische Grundlagen – Klinische Anwendung, Springer, Berlin, Heidelberg, New York. 8-24

2. Atkinson, R.C. and Shiffrin, R.M. (1971):
The control of short-term memory, Sci. Amer. 224, 82 ff

3. Clarke, P.R., Eccersley, P.S., Frisby, J.D. and Thornton, J.A. (1970):
The amnesic effect of diazepam (Valium). Brit. J. Anaesth. 42, 690 ff

4. Doenicke, A., Suttmann, H. und Sohler, W.:
Der Einfluß von Flunitrazepam und Lormetazepam auf die Blutgase. In: Ahnefeld , F.W., Bergmann, H., Burn, C., Dick, W., Halmügyi, M., Hossli, G. und Rügheimer, E. (Hrsg.): Klinische Anästhesiologie und Intensivtherapie 17 – Rohypnol (Flunitrazepam): Pharmakologische Grundlagen – Klinische Anwendung, Springer, Berlin, Heidelberg, New York. 93-98

5. Ghonheim, M.M. and Mewaldt, S.P. (1977):
Studies of Human Memory: The Interactions of Diazepam, Scopolamine, and Physostigmine. Psychopharmacology 52, 1 ff

6. Ghonheim, M.M. and Mewaldt, S.P. (1975):
Effects of diazepam and scopolamine on storage, retrieval, and organizational processes in memory. Psychopharmacologia 44, 257 ff

7. Heipertz, W., Vontin, H., Schorer, R. und Juner, H. (1978):
Die Amnesie nach den Benzodiazepinen Flunitrazepam und Lorazepam. In: Ahnefeld, F.W., Bergmann, H., Burn, C., Dick, W., Halmügyi, M., Hossli, G. und Rügheimer, E. (Hrsg.): Klinische Anästhesiologie und Intensivtherapie 17 –Rohypnol (Flunitrazepam): Pharmakologische Grundlagen – Klinische Anwendung, Springer, Berlin, Heidelberg, New York. 163-168

8. Heisterkamp, D.V. and Cohen, P.J. (1975):
The effect of Intravenous Premedication with Lorazepam (Activan), Pentobarbitone or Diazepam on Recall. Br. J. Anaesth. 47, 79 ff

9. Hilgard, E.R. (1951):
Methods and procedures in the study of learning. In: Steven, S.S. (Ed.): Handbook of experimental psychology. 517 ff, New York

10. Hrbeck, J., Komenda, S., Macakova, J., Siroka, A. and Navratil, J. (1978):
The acute Effect Diazepine Derivates on the higher nervous Activity in Man. Aggressologie 19, No. D, 189 ff

11. Kortilla, K., Saarnivaara, L., Tarkkanen, J., Hirnberg, J.-J. and Hytönen (1978):
Effect of Age on Amnesia and Sedation induced by Flunitrazepam during local anaesthesia for Bronchoscopy. Br. J. Anaesth. 50, 1211

12. Kugler, J., Doenicke, A., Lamb, M. (1975):
Metabolisch-toxisch verursachte amnestische Episoden. Münch.med. Wschr. 117, 1585 f

13. Liljequist, R., Linnoila, M., Mattila, M.J., Saario, I. and Seppälä, T. (1975):
Effect of Two Weeks' Treatment with Thieridazine, Chlorpromazine, Sulptride and Bromazepam Alone or in Combination with Alcohol, on Learning and Memory in Man. Psychopharmacologia 44, 205 ff

14. Liljequist, R., Linnoila, M. and Mattila, M.J. (1978):
Effect of Diazepam and Chlorpromazine on Memory Function in Man. Europ. J. clin. Pharmacol 13, 339 ff

15. McKay, A.C., Dundee, J.W. and George, K.A. (1978):
The Amnesic Effects of Orally Administered Benzodiazepines. Brit. J. Anaesth. 50, No. 10, 1080 ff

16. Wilson, J. and Ellis, F.R. (1973):
Oral premedication with Lorazepam (Activan): A comparison with heptabarbitone (Medomin) and diazepam (Valium). Br. J. Anaesth. 45, 738 f

17. Zerssen, D.V. (unter Mitarbeit von Koeller, D.-M. (1976)):
Klinische Selbstbeurteilungs-Skalen (KSb-S) aus dem Münchener Psychiatrischen Informations-System (PSYCHIS München). Die Befindlichkeits-Skala-Parallelformen Bf-S u. Bf-S', Manual Weinheim

14 Nachwort der Herausgeber

Das weite Wirkungsspektrum der Benzodiazepine, das von der Anxiolyse ohne wesentliche Beeinträchtigung der psychomotorischen Leistungsfähigkeit bis zur stark hypnotischen Potenz mit narkoseähnlichen Schlafstadien reicht, erfordert bei jeder vorteilhaften Neuentwicklung eine klinisch-experimentelle Abgrenzung der speziellen Einsatzbereiche.

Der Workshop in Einbeck hat deutlich gemacht, daß Lormetazepam in der Anaesthesiologie vielseitig anwendbar ist. In Abhängigkeit von der Dosierung läßt sich die Substanz sowohl als Anxiolytikum in der Prämedikation, als Sedativum in der postoperativen Phase, als auch während der Narkose in Kombination mit Lachgas als Hypnotikum einsetzen.

Ein wesentlicher Vorteil dieser 3-Hydroxy-Verbindung gegenüber anderen Benzodiazepinen liegt in ihrer schnellen metabolischen Inaktivierung, durch welche Hangover-Erscheinungen vermieden werden. Das Nichtauftreten von Atemdepression und Herz-Kreislauf-Irritation in Verbindung mit ausgeprägten sedierenden und amnestischen Eigenschaften macht Lormetazepam zu einem vorteilhaften Adjuvans für die Anaesthesiologie.

Zum Schluß dieses Bandes sei es gestattet, einige Ergebnisse der zwischenzeitlich fortgeschrittenen klinischen Erprobung von Lormetazepam zu erwähnen. Der Nachweis der anxiolytischen Wirksamkeit wurde in einer plazebo-kontrollierten Studie geführt, aus der hervorgeht, daß nicht nur die vom Anaesthesisten beurteilte vegetative Angstsymptomatik, sondern auch die subjektiv erlebte Angst deutlich gemindert wurde.

Im Rahmen der Intensivbehandlung hat sich Lormetazepam als besonders schonend erwiesen. Zahlreiche Patienten mit Leberfunktionsstörungen wurden ohne nachteilige Beeinflussung der Leberfunktion erfolgreich mit Lormetazepam behandelt. An Patienten mit eingeschränkter Nierenfunktion wurde bestätigt, daß Lormetazepam die Nierenfunktion nicht beeinträchtigt. Besonders günstige Wirksamkeits- und Verträglichkeitseigenschaften ergaben sich bei Patienten, die im Koma über Wochen kontrolliert beatmet werden mußten. Die Dosierung im Perfusor wurde in Einzelfällen bis auf 40 mg pro Tag gesteigert, ohne daß unerwünschte Wirkungen auftraten.

Die supraadditive Wirkung von Benzodiazepinen mit Lachgas konnte im Humanexperiment bezüglich des Sedierungsgrades auch mit Lormetazepam bestätigt werden. Immunologische Studien ergaben, daß eine Kombination von Lormetazepam und Lachgas wie auch die Kombination Dehydrobenzperidol/Lachgas im Gegensatz zur Halothan/Lachgas-Anaesthesie keine immunsuppressive Wirkung hat. Aufgrund dieser Eigenschaften erscheint die Lormetazepam - Etomidat - Fentanyl - Lachgas - Narkose bei Risikopatienten besonders angezeigt.

Bei älteren Patienten mit hirnorganischen Veränderungen wurden, wie mit anderen Benzodiazepinen, unter Lormetazepam vereinzelt unzureichende Wirksamkeit oder paradoxe Reaktionen beobachtet. Aus der Sicht des Klinikers erscheint eine Steigerung der Wirkstoffkonzentration der Injektionsform wünschenswert, um auch höhere Dosierungen intramuskulär verabreichen zu können.

Aus heutiger Sicht stellt das oral und intravenös anwendbare 3-Hydroxy-benzodiazepin Lormetazepam einen Fortschritt auf dem Weg zu einer schonenden Benzodiazepin-Kombinationsan — aesthesie dar.

München und Berlin, im Mai 1980
A. Doenicke, H. Ott

15 Sachwortverzeichnis

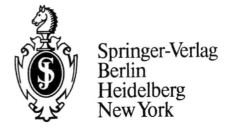

Anaesthesiologie und Intensivmedizin

Anaesthesiology and Intensive Care Medicine

Herausgeber: H. Bergmann (Schriftleiter),
J. B. Bruckner, R. Frey, W. F. Henschel, F. Kern,
O. Mayrhofer, K. Peter

121. Band: H. P. Siepmann: **Zur Herzwirkung von Inhalationsanaesthetica.** Der isolierte Katzenpapillarmuskel als Myokard-Modell. 1979. 14 Abbildungen, 5 Tabellen. VIII, 63 Seiten
DM 39,50
ISBN 3-540-09230-7

122. Band: **Coronare Herzkrankheit.** Physiologische, kardiologische und anaesthesiologische Aspekte. Weiterbildungskurs für Anaesthesieärzte am 10. Juni 1978 in Wuppertal. Herausgeber: J. Schara. 1979. 61 Abbildungen, 15 Tabellen. IX, 97 Seiten
DM 45,-
ISBN 3-540-09416-4

123. Band: H. Kämmerer, K. Standfuss, E. Klaschik: **Pathologische pulmonale Kurzschlußperfusion.** Theoretische, klinische und tierexperimentelle Untersuchungen zur Variabilität. 1979. 23 Abbildungen, 8 Tabellen. VIII, 71 Seiten
DM 35,-
ISBN 3-540-09498-9

124. Band: **Neue Aspekte in der Regionalanaesthesie 1.** Wirkung auf Herz, Kreislauf und Endokrinium. Postoperative Periduralanalgesie. Herausgeber: H. J. Wüst, M. Zindler. 1980. 97 Abbildungen, 37 Tabellen. XIV, 196 Seiten
DM 68,-
ISBN 3-540-09500-4

125. Band: **Kreislaufschock.** Herausgeber: J. B. Brückner. 1980. 407 Abbildungen, 96 Tabellen XXIV, 646 Seiten
DM 168,-
ISBN 3-540-09660-4

126. Band: J. Neumark: **Die kontinuierliche lumbale Epiduralanaesthesie.** 1980. 46 Abbildungen, 9 Tabellen. XI, 137 Seiten
DM 62,-
ISBN 3-540-09657-4

127. Band: **Mehrfachverletzungen.** Herausgeber: H.-J. Streicher, J. Rolle. 1980. 97 Abbildungen. 68 Tabellen. Etwa 250 Seiten
DM 79,-
ISBN 3-540-09658-2

128. Band: P. Lemburg: **Künstliche Beatmung beim Neugeborenen und Kleinkind.** Theorie und Praxis der Anwendung von Respiratoren beim Kind. 1980. 85 Abbildungen, 31 Tabellen. Etwa 150 Seiten
DM 63,-
ISBN 3-540-09659-0

129. Band: **25 Jahre Anaesthesiologie und Intensivtherapie in Österreich.** Herausgeber: K. Steinbereithner, H. Bergmann. 1979. 54 Abbildungen, 40 Tabellen. X, 149 Seiten
DM 69,-
ISBN 3-540-09777-5

130. Band: **25 Jahre DGAI.** Jahrestagung in Würzburg 12.-14. Oktober 1978. Herausgeber: K. H. Weis, G. Cunitz. 1980. Etwa 665 Abbildungen, etwa 61 Tabellen. Etwa 800 Seiten
DM 158,-
Vorbestellpreis, gültig bis zum 21.9. 1980 DM 75,-
ISBN 3-540-10140-3

131. Band: **Akute respiratorische Insuffizienz.** Herausgeber: K. Peter. 1980. 80 Abbildungen, etwa 11 Tabellen. Etwa 160 Seiten
ISBN 3-540-10185-3
In Vorbereitung

132. Band: **Endocrinology in Anaesthesia and Surgery.** Editors: H. Stoeckel, J. Oyama. 1980. 127 figures, approx. 42 tables. Approx. 260 pages
ISBN 3-540-10211-6
In Vorbereitung

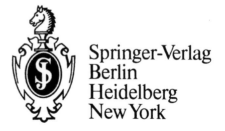

Springer-Verlag
Berlin
Heidelberg
New York

31258240R00094

Printed in Poland
by Amazon Fulfillment
Poland Sp. z o.o., Wrocław